Ernährung

und Diätetik

Erika Fink, Frankfurt/M.

für die Kitteltasche

WVG Wissenschaftliche Verlagsgesellschaft mbH Stuttgart 2002

Anschrift der Verfasserin:

Erika Fink
Grüneburg Apotheke
Grüneburgweg 5
60322 Frankfurt a. M.

Die Deutsche Bibliothek – CIP-Einheitsaufnahme

Fink, Erika:
Ernährung und Diätetik für die Kitteltasche / Erika Fink. –
Stuttgart : Wiss. Verl.-Ges., 2002
ISBN 3-8047-1933-3

© 2002 Wissenschaftliche Verlagsgesellschaft mbH Stuttgart
Birkenwaldstr. 44, D-70191 Stuttgart
Printed in Germany
Satz: Dörr + Schiller GmbH, Stuttgart
Druck: Hofmann, Schorndorf
Bindung: Sigloch, Blaufelden
Umschlaggestaltung: Atelier Schäfer, Esslingen

Vorwort

Fragen rund um das Thema Ernährung – das ist unser tägliches Brot. Dieses Buch hilft, Anfragen schnell und kompetent zu beantworten. Dazu wurde Wissen komprimiert und in eine leicht verdauliche Form gebracht, so dass es auf einen Blick erfasst und weitergegeben werden kann.

Die Arbeit an dem Buch war sehr angenehm, vor allem wegen der tatkräftigen Unterstützung von Frau Dr. Ariane Jorek und Frau Antje Piening von der Wissenschaftlichen Verlagsgesellschaft – an dieser Stelle herzlichen Dank.

Bedanken möchte ich mich auch bei Reiner Herkner für harte Worte zum Thema Nahrungsergänzungsmittel und bei Thomas Fink und Heiner Gerling für die Unterstützung bei der EDV, besonders für die Wiederbelebung gestorbener Dateien.

Frankfurt im Sommer 2002   Erika Fink

Abkürzungsverzeichnis

AMG	Arzneimittelgesetz
BE	Broteinheiten
BMI	Body-Mass-Index
CDD	Chemisch definierte Diäten
DGE	Deutsche Gesellschaft für Ernährung
EW	Eiweiß
F	Fett
FS	Fettsäuren
HbA1	Glykosyliertes Hämoglobin
HDL	High density lipoproteins
KgKG	Kilogramm Körpergewicht
KH	Kohlenhydrate
LDL	Low density lipoproteins
MCT	Mittelkettige Triglyceride (middle chain triglycerides)
NDD	Nährstoffdefinierte Diäten
VLDL	Very low density lipoproteins

Inhaltsverzeichnis

1.1   Grundumsatz

Der Grundumsatz wird 12–14 Stunden nach der letzten Mahlzeit gemessen, d. h. morgens nüchtern, bei völliger körperlicher Ruhe und einer Umgebungstemperatur von 27–31 °C.

Der Grundumsatz wird unter anderem von Körpergröße und Gewicht, Alter und Geschlecht beeinflusst. Wenn Körpergröße, Gewicht, Alter und Geschlecht bekannt sind, kann der Grundumsatz nach den Gleichungen von Harris-Benedict berechnet werden:

Grundumsatz von Frauen (kcal/Tag)
$= 655 + 9{,}6 \times G + 1{,}8 \times L - 4{,}7 \times A$

Grundumsatz von Männern (kcal/Tag)
$= 665 + 13{,}8 \times G + 5{,}0 \times L - 6{,}8 \times A$

G = Gewicht in kg, L = Körpergröße in cm, A = Alter in Jahren

Bei erheblichem Über- oder Untergewicht sind die Formeln nicht mehr zuverlässig.

Empfehlung für die Praxis

Für die Praxis der Ernährungsmedizin kann für erwachsene Personen mit 25 kcal pro kgKG und Tag der Grundumsatz hinreichend genau angegeben werden.

Bei Erwachsenen mit geringer körperlicher Arbeits- und Freizeitbelastung macht der Grundumsatz bereits 60 bis 70 % des gesamten Energieumsatzes aus.

1.2 Ernährungsbedingte Wärmeproduktion

Auf Nahrungsaufnahme reagiert der Körper mit einer erhöhten Wärmeproduktion, die abhängig von der Art der Nahrung ist. Die gleiche Testmahlzeit bewirkt bei Personen verschiedenen Geschlechts und unterschiedlichen Alters die gleiche Umsatzsteigerung.

Isokalorische Mengen von Eiweiß erhöhen die Wärmeproduktion um 12 %, von Kohlenhydraten um 6 %, von Fett um 2 % und von Mischkost um etwa 6 %. Es ist anzunehmen, dass bei der hier üblichen Ernährung über 8 % des täglichen Energieumsatzes in die ernährungsbedingte Wärmeproduktion gehen, bei extrem eiweißreicher Kost entsprechend mehr. Bei einigen Reduktionsdiäten wird versucht dies auszunutzen.

1.3 Arbeitsumsatz

Der Arbeitsumsatz ist der Energiebedarf für die körperliche Aktivität. Im Gegensatz zum Grundumsatz ist er sehr variabel.

Er beträgt bei leichter körperlicher Aktivität 30–40 % des gesamten Energieumsatzes. Durch schwere körperliche Arbeit kann der gesamte Energieumsatz um 6–7 % gesteigert werden.

1.4 Andere energieverbrauchende Prozesse

Außer durch körperliche Arbeit gibt es einen Energieverbrauch

- ▶ durch Stress,
- ▶ durch unwillkürliche Muskelaktivitäten,
- ▶ zur Aufrechterhaltung der Körpertemperatur.

Durch Stress kann es zu einem zusätzlichen Energiebedarf bis zu 4 % des Energieumsatzes kommen, unter extremen Bedingungen kann es auch wesentlich mehr sein (bis 15 %).

Unwillkürliche Muskelaktivitäten sind zum Beispiel Zittern oder Krämpfe.

Die Aufrechterhaltung der Körpertemperatur erfolgt durch Thermogenese im braunen Fettgewebe, Thermogenese in Muskulatur und Leber und in Ausnahmefällen durch Zitterthermogenese.

Unter den üblichen Lebens- und Arbeitsbedingungen macht die Thermogenese etwa 5 % des Energieumsatzes aus. Bei einer Erhöhung der Körpertemperatur und Einsetzen der Transpiration kann sich der Energieumsatz deutlich erhöhen, und zwar um etwa 13 % je Grad Temperaturerhöhung.

1.5   Energiebilanz

Der Grundumsatz ist einfach zu berechnen, es ist aber relativ schwierig, den mittleren täglichen Energiebedarf aus dem Arbeits- und Freizeitverhalten festzustellen. Sicher ist die Energiebilanz nach dem Verhalten des Körpergewichts zu beurteilen. Bei ausgeglichener Bilanz soll sich das Körpergewicht über längere Zeit nicht verändern. In der Praxis ist es üblich, sich an die von der WHO vorgeschlagene Klassifikation für den mittleren täglichen Energiebedarf bei leichter, mittlerer und schwerer Arbeit zu halten.

Tab. 1.1 Klassifikation der WHO für den mittleren täglichen Energiebedarf

	Arbeitsbelastung	Mittlerer täglicher Energiebedarf
Männer	Leicht	1,55 × Grundumsatz
	Mittel	1,78 × Grundumsatz
	Schwer	2,1 × Grundumsatz
Frauen	Leicht	1,56 × Grundumsatz
	Mittel	1,64 × Grundumsatz
	Schwer	1,82 × Grundumsatz

1.6   Body-Mass-Index

Für Erwachsene ist das wünschenswerte Körpergewicht ein Maß für die Empfehlung der Energiezufuhr. Hier hat sich der Body-Mass-Index (BMI) international durchgesetzt.

Definition:

$$\text{BMI} = \frac{\text{Körpergewicht [kg]}}{(\text{Körpergröße [m]})^2}$$

Der wünschenswerte BMI ist der, der erfahrungsgemäß mit der niedrigsten Mortalität verbunden ist.

Tab. 1.2 Wünschenswerter BMI in Abhängigkeit vom Alter. Nach National Research Council 1989

Alter in Jahren	BMI
19–24	19–24
25–34	20–25
35–44	21–26
45–54	22–27
55–65	23–28
über 65	24–29

Der BMI findet nur für Erwachsene Anwendung, nicht für Kinder und Jugendliche.

Literatur

Biesalski, H. K., et al. (1999): Ernährungsmedizin. Georg Thieme Verlag, Stuttgart.
DGE (2000): Referenzwerte für die Nährstoffzufuhr. Umschau Braus Verlagsgesellschaft, Frankfurt am Main.
Elmadfa, I., Leitzmann, C. (1999): Ernährung des Menschen, 3. Aufl. Verlag Eugen Ulmer, Stuttgart.

2 Nährstoffe und Alkohol

Unterschieden werden Makro- und Mikronährstoffe. Als Makronährstoffe werden Eiweiß, Fett und Kohlenhydrate, als Mikronährstoffe Vitamine, Mineralstoffe und Spurenelemente bezeichnet.

2.1 Eiweiß

Im Gegensatz zu Kohlenhydraten und Fetten dient Eiweiß primär als Baustoff, nicht für den Energiestoffwechsel. Eiweiß liefert beim Abbau so viel Energie wie die Kohlenhydrate: 4 kcal/g Protein. Die Aminosäuren im Proteinmolekül sind über ihre Carboxyl- und α-Aminogruppen zu langen Polypeptidketten verknüpft. Am Aufbau der Proteine sind etwa 20 verschiedene α-Aminosäuren beteiligt.

Für die Eigenschaften eines Proteins ist nicht nur die Aminosäuresequenz von Bedeutung, sondern ebenso die Sekundär-, Tertiär- und Quartärstruktur.

9 Aminosäuren sind essenziell: Histidin, Isoleucin, Leucin, Lysin, Methionin, Phenylalanin, Threonin, Tryptophan und Valin.

2.1.1 Pflanzliches Eiweiß

In Pflanzen kommen vor allen Dingen Gluteline und Prolamine vor. Sie unterscheiden sich nach ihrer Löslichkeit. Gluteline sind in neutralen Lösungsmitteln unlöslich, löslich in schwach saurem und schwach alkalischem Milieu. Prolamine sind unlöslich in Wasser, lösen sich aber in Alkohol.

Gluteline sind:

► Glutenin im Weizen,

- Hordenin in Gerste,
- Oryzenin in Reis.

Prolamine sind:

- Gliadin in Weizen,
- Zein in Mais,
- Gluten, eine Mischung aus Gliadin und Glutenin, das die Glutenentero-
  pathie oder Zöliakie auslösen kann.

2.1.2   Tierisches Eiweiß

Bei den tierischen Proteinen werden globuläre Proteine und fibröse Skleroproteine unterschieden.
Globuläre Proteine oder Sphaeroproteine finden sich in Blut und Gewebe-
flüssigkeiten. Hierher gehören:

- Albumine,
- Globuline,
- Kaseinogen.

Skleroproteine bestehen aus lang gestreckten Ketten von Aminosäuren. Sie
finden sich in Haut, Haaren und Sehnen. Sie sind nahezu unlöslich in Wasser. Die meisten von ihnen sind nicht verdaulich und stellen tierische Ballaststoffe dar. Zu ihnen zählen z.B:

- Collagen,
- Fibrin,
- Keratin,
- Myosin.

2.1.3   Verdauung und Absorption der Proteine

Proteine werden als einziger Nährstoff in größeren Mengen im Magen verdaut. Pepsin spaltet im sauren Milieu Nahrungsproteine in Poly- bzw. Oligopeptide. Diese werden im Dünndarm im alkalischen Milieu durch Trypsin
und Chymotrypsin weiter hydrolysiert.
   Die Spaltung von Di- und Tripeptiden zu freien Aminosäuren besorgen
die Carboxypeptidasen, die sich membrangebunden an den Mikrovilli der

Darmschleimhaut befinden. Absorbiert werden nicht nur freie Aminosäuren, sondern auch Di- und Tripeptide. Die Spaltung von Di- und Tripeptiden erfolgt teilweise in der Mucosazelle, so dass aus der absorbierenden Zelle nur freie Aminosäuren abtransportiert werden. Der Abtransport erfolgt über die Pfortader zur Leber. In sehr kleinen Mengen werden auch komplette Proteine absorbiert. Tierisches Eiweiß wird leichter und besser verdaut als pflanzliches, bei dem die Cellulosehülle die Aufnahme verzögert.

Der Blutspiegel an Aminosäuren ist relativ gleichmäßig, dafür sorgt die Leber. Bei hohem Aminosäurezustrom, z.B. nach einer Mahlzeit, baut die Leber einen erheblichen Anteil davon ab und beseitigt den Stickstoff in Form von Harnstoff. Ein anderer Teil wird als Leberprotein vorübergehend gespeichert und bei Bedarf sofort wieder ins Blut abgegeben.

Das Aminosäurenmuster im Plasma ist weitgehend unabhängig vom Aminosäurenmuster der Nahrung. Die Nahrungsaminosäuren werden bereits bei der Absorption metabolisiert, vor allen Dingen transaminiert, so dass nur erwünschte Aminosäuren im Blut erscheinen.

Insulin und Glucagon spielen auch im Aminosäurestoffwechsel eine bedeutende Rolle. Insulin fördert die Aufnahme von Aminosäuren in die Muskulatur, Glucagon fördert die Aufnahme von Aminosäuren in die Leber und stimuliert dort die Synthese der Schlüsselenzyme der Gluconeogenese.

2.1.4 Funktion und Speicherung der Proteine

Aminosäuren und Proteine haben vielfältige Aufgaben im Körper, angefangen von den Peptidhormonen über Enzyme und verschiedene Funktionsproteine. Hierher gehören:

- kontraktile Proteine wie Myosin und Aktin,
- Schutzproteine wie Antikörper, Fibrinogen und Thrombin,
- Strukturproteine wie Elastin, Keratin, Collagen, Mucoproteine,
- Transportproteine wie Serumalbumin, Myoglobin, Haemoglobin und die verschiedenen Transportproteine für Mineralstoffe.

Der menschliche Proteinbestand befindet sich permanent im Umbau, dabei sollten sich Synthese- und Abbauraten im Gleichgewicht befinden. Der Proteinturnover beträgt etwa 300 g/Tag, dafür kommen bei normaler Ernährung etwa 100 g der erforderlichen Aminosäuren aus der Nahrung und der

Rest aus dem endogenen Aminosäurenabbau, z.B. aus dem Umsatz von Muskulatur, Darmmucosazellen, Plasmaalbumin, Leukozyten und Hämoglobin. Bei nicht ausreichender Eiweißzufuhr mit der Nahrung werden Funktionsproteine abgebaut, andere Speicher stehen nicht zur Verfügung.

2.2 Fette und Sterine

Fette sind die effektivsten Energielieferanten. In dieser Funktion stehen sie in Konkurrenz zu den Kohlenhydraten. Fette liefern 9 kcal Energie/g. Die Eigenschaften der Fette werden bestimmt durch die enthaltenen Fettsäuren. Die Einteilung erfolgt in gesättigte, einfach ungesättigte und mehrfach ungesättigte Fettsäuren.

2.2.1 Gesättigte Fettsäuren

Gesättigte Fettsäuren können vom Körper synthetisiert werden. Hauptsächliche Orte der Fettsäuresynthese sind Leber und Fettgewebe. An gesättigten Fettsäuren werden in der Hauptsache Palmitin- und Stearinsäure synthetisiert und mit Glycerin zu Triglyceriden verestert.

Die Fettsäuresynthese im Körper ist ein energieverbrauchender Prozess und findet dann im größeren Umfang statt, wenn die Ernährung kohlenhydratreich und fettarm ist. Bei einer fettreichen Ernährung findet lediglich eine Einspeicherung von Fett statt, aber keine Fettsäuresynthese.

Mit der hier üblichen Ernährung wird ein Drittel und mehr des Energiebedarfs in Form von Fetten zugeführt, davon sind mehr als 60% gesättigte Fettsäuren tierischer Herkunft.

2.2.2 Einfach ungesättigte Fettsäuren

Ungesättigte Fettsäuren sind hauptsächlich zur Aufrechterhaltung der Funktion und Fluidität von Zellmembranen erforderlich. Ungesättigte Fettsäuren können zum Teil vom Körper selbst aus gesättigten Fettsäuren gebildet werden.

Gesättigte und einfach ungesättigte Fettsäuren können auch aus Glucose oder Aminosäuren hergestellt werden und sind somit nicht essenziell.

Nicht synthetisiert werden können ω-3- und ω-6-Fettsäuren. Sie gehören damit zu den essenziellen Fettsäuren, die mit der Nahrung zugeführt werden müssen.

2.2.3 Essenzielle mehrfach ungesättigte Fettsäuren

Die wichtigsten essenziellen Fettsäuren sind Linolsäure (C 18 : 2 ω-6 = 18 C-Atome, 2 Doppelbindungen, wobei sich die erste an Position 6 befindet, gerechnet vom Methylende der Fettsäure) und α-Linolensäure mit (C 18 : 3 ω-3). Sie sind immer pflanzlichen Ursprungs.

Es handelt sich hier um zwei Familien von essenziellen Fettsäuren, die nicht ineinander umwandelbar sind (vgl. Abb. 2.1).

Linolsäure

Vorkommen
Hauptsächlich in Getreidekeimölen, Sonnenblumenöl, Distelöl, Sojabohnenöl und Rapsöl.

Funktion
Linolsäure ist eine Vorstufe der γ-Linolensäure (ω-6) und damit der Arachidonsäure, aus der durch Lipoxygenase die Leukotriene entstehen und durch Cyclooxygenase die Prostanoide und Thromboxan.

α-Linolensäure

Vorkommen
In den Chloroplasten grüner Blattgemüse, z.B. in Spinat, aber auch in anderen Pflanzen, wie z.B. Linsen und Walnüssen. Die reichste Quelle für Linolensäure ist Portulak, dessen Blätter als Salat gegessen werden.

Funktion
α-Linolensäure (ω-3) ist Vorstufe von Eicosapentaensäure und Docosahexaensäure. Diese beiden Fettsäuren kommen hauptsächlich in Fisch vor. Sie werden im Organismus verstärkt aus α-Linolensäure synthetisiert, wenn α-Linolensäure aus Pflanzennahrung reichlich vorhanden ist. Sie werden

vermindert synthetisiert, wenn ihre Zufuhr mit der Nahrung, z.B. Fisch, hoch ist.

Docosahexaensäure ist wichtiger Bestandteil von Gehirnstrukturlipiden, deshalb ist die Zufuhr bzw. die Zufuhr von α-Linolensäure besonders für den wachsenden Organismus von größter Bedeutung.

Abb. 2.1 Mögliche Stoffwechselwege von ungesättigten Fettsäuren. ω-3-Fettsäuren konkurrieren mit ω-6-Fettsäuren um Delta-6-Desaturase. Zur Nomenklatur siehe Kap. 2.2.3.

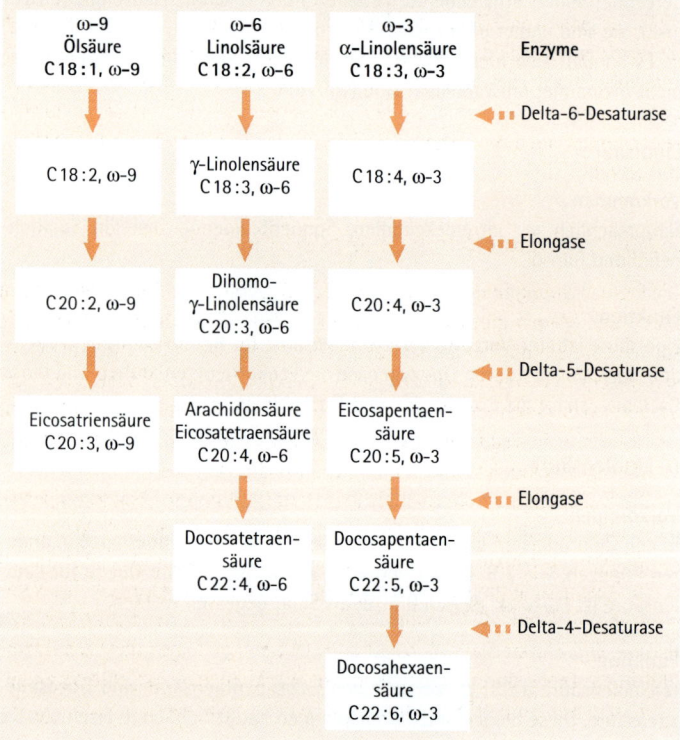

2.2.4 Transfettsäuren

Vorkommen
Beim Erhitzen der Fette und beim Härten (Margarine) entstehen zu 5 %
Transfettsäuren. Nahrungsfette liegen üblicherweise in der Cis-Konfiguration vor.

Funktion
Obwohl Transfettsäuren auch über Doppelbindungen verfügen, zeigen sie
nicht die positiven Effekte der Cisfettsäuren, z. B. die Cholesterolsenkung.
Sie erhöhen LDL- und erniedrigen HDL-Cholesterol. Die Zufuhr von Transfettsäuren trägt zum atherogenen Risiko bei. Um die Blutfette günstig zu
beeinflussen, genügt es nicht, den Gehalt an gesättigten Fettsäuren zu senken, es muss auch der Gehalt der Nahrung an Transfettsäuren berücksichtigt werden.

2.2.5 Verdauung und Absorption der Fette

Die Fettverdauung findet hauptsächlich im Duodenum und Jejunum statt. In
Mund und Magen gibt es Lipasen, die aber beim Erwachsenen keine Rolle
spielen sondern nur bei Kindern aktiv sind. Damit die Fette durch die Lipasen angegriffen werden können, wird zunächst ihre Oberfläche stark vergrößert. Das geschieht durch Emulgierung mit Gallensalzen und durch
peristaltische Bewegungen. Es bilden sich Micellen, die aus Gallensalzen,
Di-, Tri- und Monoglyceriden und freien Fettsäuren bestehen.
  Die hydrolytische Spaltung der Fette erfolgt durch die Pankreaslipasen,
das Endprodukt der Spaltung sind Monoglyceride und freie Fettsäuren.
  Die Abbauprodukte der Fettverdauung gelangen durch passive Diffusion
in die Mucosazelle und werden dort zu Triglyceriden reverestert. Sie kommen anschließend als Chylomikronen zunächst in das Lymphsystem und
dann in den Blutkreislauf. Kurzkettige Fettsäuren gelangen über das Portalblut in die Leber, dort werden sie in die verschiedenen Lipoproteine eingebaut. In dieser Form erfolgt dann die Verteilung im Körper.

2.2.6   Funktion und Speicherung der Fette

Die Fette dienen der Energiegewinnung der Zellen. Wenn mehr Fett zugeführt wird, wird es im Fettgewebe in den Adipozyten gespeichert.

Das Fettgewebe unterliegt einem ständigen Umbau durch Lipolyse und
Reveresterung. Wenn sich beide Vorgänge die Waage halten, bleibt der
Fettgehalt der Zelle konstant. Die Fettgewebslipasen werden von Glucagon
und Katecholaminen aktiviert. Wenn diese überwiegen, kommt es zu einem
verstärkten Abbau von Fettgewebe.

Gehemmt werden die Fettgewebslipasen durch Insulin. Wenn ausreichend Insulin vorhanden ist, wird die Speicherung von Fett gefördert. Bei
Insulinmangel fällt die Hemmung der Fettgewebslipasen fort. Die Lipolyse
überwiegt.

Die Anzahl der Fettzellen kann durch Überernährung gesteigert werden.
Zunächst kommt es bei hoher Substratzufuhr zu einer Hypertrophie der
Fettzellen. Die Anzahl der Fettzellen steigt erst später. Bei Gewichtsabnahme bleiben leere Fettzellen noch jahrelang erhalten und füllen sich bei
gesteigerter Nahrungszufuhr rasch wieder auf.

2.2.7   Sterine

Das im tierischen Fett vorkommende Sterin ist Cholesterol. In Pflanzen findet man Phytosterine.

Cholesterol

Vorkommen
In Fetten tierischen Ursprungs.

Funktion
Cholesterol hat Bedeutung für die Entstehung der Atherosklerose. Es wird
im Dünndarm absorbiert, die Absorptionskapazität des Dünndarms für Cholesterol ist auf 3 g/Tag begrenzt. Die Zufuhr mit der Nahrung beträgt im
Schnitt etwa 500 mg. Die endogene Synthese von Cholesterol erfolgt überwiegend in der Leber und geringfügig im Darm. Zusammen sind es 600–
900 mg, die pro Tag gebildet werden.

Die Cholesterolsynthese in der Leber ist abhängig vom Nahrungscholesterol. Wenn weniger Cholesterol mit der Nahrung zugeführt wird, steigt die endogene Synthese an. Deshalb kann der Serumcholesterolspiegel durch Senkung des Nahrungscholesterols nicht beliebig gesenkt werden, sondern lediglich um 10–15 %. Ausnahmen sind so genannte cholesterolsensitive Personen, bei denen sich der Cholesterolspiegel durch Drosselung der Cholesterolzufuhr mit der Nahrung befriedigend senken lässt.

Phytosterine

Vorkommen
In Pflanzen als β-Sitosterin, Campestrin und Sigmasterin.

Funktion
Bei hoher Zufuhr hemmen sie die intestinale Cholesterolabsorption und bewirken eine Senkung der LDL-Fraktion. Der Mechanismus ist noch nicht ganz geklärt.

2.3 Kohlenhydrate

Kohlenhydrate können von allen Körperzellen verwertet werden. Die meisten Körperzellen können wahlweise Fett oder Kohlenhydrate zur Energiegewinnung heranziehen; die Erythrozyten sind für ihre Energiegewinnung auf Glucose angewiesen. Das gilt auch für die Zellen des zentralen Nervensystems, die nur ausnahmsweise Energie aus Ketokörpern gewinnen können.
Kohlenhydrate liefern 4 kcal Energie/g.

2.3.1 Monosaccharide

Monosaccharide sind die einfachsten Zucker mit 3–7 C-Atomen im Molekül. Für die Ernährung von Bedeutung sind lediglich Hexosen und deren Polymere und in geringem Umfang Pentosen wie L-Arabinose und D-Xylose, die sich in Blatt- und Wurzelgemüsen finden.

Fructose

Synonyme
Fruchtzucker, Laevulose.

Vorkommen
Fructose findet sich in freier Form in verschiedenen Früchten, als Polysaccharid Inulin in verschiedenen Gemüsen und zu 50% in Saccharose und im Honig.

Funktion
Energielieferant, der Hauptumsatz von Fructose erfolgt in der Leber, daneben können Niere und Darmschleimhaut Fructose in geringerem Umfang umsetzen.

Glucose

Synonyme
Dextrose, Traubenzucker, Maiszucker.

Vorkommen
Glucose kommt pur als Bestandteil verschiedener Disaccharide und in Form ihrer Polymeren Stärke und Cellulose in der Nahrung vor.

Funktion
Energielieferant, Glucose wird aktiv absorbiert und in der Leber (etwa 150 g) und der Muskulatur (etwa 500 g) als Glykogen gespeichert.

Die Aufnahme von Glucose in die Zellen der Muskulatur und des Fettgewebes ist von Insulin abhängig. In die Leber, das Gehirn und die Erythrozyten wird die Glucose auch insulinunabhängig entsprechend dem Konzentrationsgefälle aufgenommen. Der Blutglucosespiegel wird durch glucoseliefernde und glucoseverbrauchende Prozesse im Gleichgewicht gehalten.

Glucoseliefernde Prozesse sind Absorption aus dem Darm, Abbau von Leberglykogen und Gluconeogenese aus Aminosäuren, Lactat oder Glycerin. Glucoseverbrauchende Prozesse sind Glykogensynthese und Glykolyse zur Energiegewinnung.

2.3.2 Disaccharide

Disaccharide bestehen aus zwei gleichen oder unterschiedlichen Monosacchariden mit glykosidischer Bindung.

Lactose

Synonym
Milchzucker.

Vorkommen
In der Milch. Lactose ist das Disaccharid aus Galactose und Glucose und für Säuglinge das wichtigste Nahrungskohlenhydrat.

Funktion
Liefert Energie und hat Einfluss auf die Darmflora. Muttermilch enthält außer Lactose galactosehaltige Oligosaccharide, die eine Wirkung als Bifidusfaktor haben. Galactose wird hauptsächlich in der Leber umgesetzt. Alle Körpergewebe, die Galactose benötigen, sind nicht auf Galactosezufuhr angewiesen, sondern können Glucose in Galactose umwandeln.

Lactose hat als einziges Disaccharid eine β-glykosidische Bindung und benötigt zur Hydrolyse ein spezielles Enzym, Lactase. Lactase ist beim gesunden Säugling ausreichend vorhanden, Erwachsene können die Fähigkeit zur Lactasebildung verlieren und sind dann lactoseintolerant. Vgl. Kapitel Lactoseintoleranz.

Saccharose

Synonyme
Rohrzucker, Rübenzucker.

Vorkommen
Saccharose ist unser Haushaltszucker und findet sich natürlich in Rüben, Zuckerrohr und verschiedenen Früchten. Die Monosaccharide sind Glucose und Fructose, 1,2-α-glykosidisch verknüpft.

Funktion

Energielieferant, im Dünndarm erfolgt sehr schnell die Spaltung in die Monosaccharide und deren Absorption. Beide Zucker werden vollständig verwertet.

2.3.3 Oligosaccharide

Oligosaccharide bestehen aus 3–9 Monosacchariden, glykosidisch verknüpft.

Stachyose und Verbascose

Vorkommen

Beide Zucker, ein Tetra- und ein Pentasaccharid kommen in Leguminosen vor.

Funktion

Sie wirken als Ballaststoffe, weil sie für Menschen nicht verdaulich sind. Durch Dickdarmbakterien werden sie verstoffwechselt, die dabei sich bildenden Gase erzeugen die typischen Blähungen.

2.3.4 Polysaccharide

Wenn mehr als 10 Monosaccharide glykosidisch verbunden sind, handelt es sich um Polysaccharide, dabei bestehen zum Beispiel Amylose oder Glykogen aus 3000–60000 Glucoseeinheiten. Polysaccharide dienen der Energiegewinnung, wenn die glykosidische Bindung gespalten werden kann; andernfalls wirken sie als Ballaststoffe.

In Fertignahrungsmitteln sind oft Polysaccharide als Konsistenzverbesserer zugesetzt, die zwar natürlichen Ursprungs sind, aber in unserem Essen normalerweise nicht vorkommen.

Agar Agar

Vorkommen
Agar Agar wird aus Algen gewonnen. Es ist ein Polymer aus Galactose und Anhydrogalactose, teils mit Sulfatgruppen verestert.

Funktion
Agar Agar dient verbreitet als Verdickungsmittel in der Lebensmittelindustrie. Er wird im Magen-Darm-Trakt kaum abgebaut und findet deshalb auch Verwendung in Diätetika zur Gewichtsreduktion.

Carrageen

Vorkommen
Carrageen wird aus Rotalgen (Knorpeltang) gewonnen. Es ist ein Gemisch aus unverzweigten Polysacchariden aus Galactose und Anhydrogalactose, Sulfatgruppen enthaltend.

Funktion
Carrageen ist kaum abbaubar und wirkt als Ballaststoff. In der Lebensmittelindustrie wird es wie Agar Agar als Gelier- und Verdickungsmittel verwendet.

Cellulose

Vorkommen
Bestandteil aller pflanzlichen Zellwände.

Funktion
In Cellulose sind die Glucosemoleküle β-glykosidisch verknüpft, für die Spaltung fehlt dem Menschen die Enzymausstattung, sie wirkt deshalb als Ballaststoff.

Eine Verwertung erfolgt durch Bakterien im Dünndarm, dabei entstehen einfache niedere Fettsäuren (2–4 C-Atome), Milchsäure, Wasserstoff, Kohlendioxid und Methan.

Dextran

Vorkommen
Dextran ist ein mikrobiell gebildetes Polysaccharid aus 1,6- und 1,3-verknüpfter Glucose (verzweigt).

Funktion
Kaum abbaubar, deshalb auch Verwendung als Plasmaexpander. In der Lebensmittelindustrie als Verdickungs- und Stabilisierungsmittel.

Dextrine

Vorkommen
Beim Abbau von Stärke entstehen Dextrine, Moleküle, die in der Größe zwischen Stärkemolekülen und Oligosacchariden liegen.

Funktion
Dextrine werden in der Diätetik angewendet, teilweise mit Maltose oder Glucose gemischt. Dextrine werden schnell absorbiert und haben einen geringeren osmotischen Druck als Glucose. Ihre Süßkraft ist unterschiedlich, aber insgesamt schwach.

Glykogen

Synonym
Tierische Stärke.

Vorkommen
In tierischen Nahrungsmitteln, hauptsächlich Muskelfleisch und Leber.

Funktion
Es handelt sich um ein stark verzweigtes Molekül mit einer amylopektinähnlichen Struktur. Die Verwertung erfolgt analog der Stärkeverwertung.

Hemicellulosen

Vorkommen
Bestandteil pflanzlicher Zellwände. Hemicellulosen ist die Sammelbezeichnung für Polysaccharide, die aus verschiedenen Hexosen (Glucose, Mannose, Galactose) und Pentosen (Arabinose, Xylose) aufgebaut sind.

Funktion
Hemicellulosen quellen mit Wasser zu Schleimen, sind aber nicht abbaubar und zählen deshalb zu den Ballaststoffen.

Inulin

Vorkommen
In Topinambur (Helianthus tuberosus), Artischocken, Spargel und Schwarzwurzeln.

Funktion
Inulin ist aus Fructoseeinheiten aufgebaut, die Bindung ist β-glykosidisch. Es gilt als Ballaststoff und Praebioticum, also als Substrat für eine gesunde Darmflora.

Pectin

Vorkommen
Pectin wird hauptsächlich aus den Pressrückständen bei der Apfel- und Citrussaftproduktion gewonnen. Pectin ist ein lineares Polysaccharid aus teilweise mit Methanol veresterten Galacturonsäuremolekülen mit der Molmasse 20 000 – 100 000, ausgezeichnetes Geliermittel.

Funktion
Pectin ist ein Ballaststoff. Durch menschliche Verdauungsenzyme wird Pectin nicht gespalten; der Abbau im Darm erfolgt durch die Mikroflora im Gastrointestinaltrakt.

2

Stärke

Vorkommen

Stärke ist das Reservekohlenhydrat der Pflanzen und kommt in den entsprechenden Speicherorganen vor. Sie besteht zu etwa 40 % aus Amylose (1,4-α-glykosidische Bindung, unverzweigt) und zu etwa 60 % aus Amylopektin (zusätzlich 1,6-α-glykosidische Bindung, verzweigt). Hauptsächliche Stärkelieferanten sind Getreide, Leguminosen und Kartoffeln.

Funktion

Menschen verwerten gekochte Stärke quantitativ. Rohe Stärke wird weniger ausgenutzt, abhängig vom Durchmesser der Stärkekörner, kleine werden besser verwertet. Kartoffelstärke wird roh ausgesprochen schlecht verwertet. Modifizierte Stärke (Lebensmittelzusatzstoff) zeigt ein anderes Löslichkeitsverhalten, ist aber der normalen Stärke energetisch gleichwertig. So genannte resistente Stärke bildet sich beim Abkühlen gekochter Stärke durch Umlagerung. Sie kann nicht mehr verdaut werden und gilt als Ballaststoff.

2.3.5 Verdauung und Absorption der Kohlenhydrate

Komplexe Kohlenhydrate werden bereits im Mund durch die Speichelamylase hydrolysiert. Die hauptsächliche Verdauung erfolgt im oberen Dünndarm durch intestinale und pankreatische Verdauungsenzyme. Die Spaltung erfolgt bis auf die Stufe Monosaccharide, die schnell, aber nach verschiedenen Mechanismen absorbiert werden.

Glucose und Galactose werden aktiv absorbiert, Fructose durch erleichterte Diffusion. Monosaccharide können nahezu uneingeschränkt absorbiert werden.

Die intestinalen Amylasen und Disaccharidasen spalten in der Hauptsache α-glykosidische Bindungen. Zur Spaltung der β-glykosidischen Bindung in Lactose steht Lactase zur Verfügung.

2.3.6 Funktion und Speicherung der Kohlenhydrate

Soweit die Kohlenhydrate absorbiert werden können, werden sie entweder zur Energiegewinnung herangezogen oder zum Glykogenaufbau benötigt.

Leberglykogen wird bei Bedarf zu Blutzucker abgebaut und steht dem gesamten Stoffwechsel zur Verfügung. Muskelglykogen wird nur vom Muskel verwertet. Die Energiegewinnung erfolgt schnell ohne Sauerstoff, dabei entsteht Lactat, das durch Sauerstoff schnell oxidiert werden kann und dabei wieder Energie liefert. Ein Teil des Lactats gelangt in die Leber und wird über Glucose wieder zu Glykogen aufgebaut.

Der Aufbau von Fett aus Kohlenhydraten erfolgt nur, wenn die Glykogenspeicher aufgefüllt sind und die Oxidationskapazität für Glucose überschritten ist, sie liegt bei etwa 500 g/Tag. Die Umwandlung von Kohlenhydraten in Fett verbraucht Energie, die die Kohlenhydrate liefern, so dass schließlich 100 g Kohlenhydrate 30–35 g Fett ergeben. Andererseits werden Fettdepots nicht abgebaut, wenn energetisch ausreichend Kohlenhydrate gegessen werden, das ist bei Reduktionsdiäten zu bedenken.

2.4 Alkohol

Ethylalkohol kann vom Körper als Energiequelle genutzt werden. Im Gegensatz zu Fetten und Kohlenhydraten wird er in der Muskulatur nicht verwertet, der Abbau erfolgt fast vollständig in der Leber. Sein Brennwert liegt mit 7,2 kcal/g zwischen dem der Kohlenhydraten und der Fette, der Abbau erfolgt analog der β-Oxidation der Fettsäuren. Hoher Alkoholkonsum führt so gut wie immer zu einer Fehlernährung, weil die Zufuhr anderer Nährstoffe darüber vernachlässigt wird.

Zu Mineralstoffmangel kommt es, weil die renale Ausscheidung von Kalium, Magnesium und Zink gesteigert wird.

Alkoholbedingt kommt es auch zu einem Thiaminmangel, der für häufig auftretende neurologische Komplikationen verantwortlich gemacht wird. Bei gleichzeitig energie- und proteinarmer Ernährung ist die Ethanolabbaurate verringert, dadurch wird die toxische Wirkung des Alkohols verstärkt. Bei geschädigter Leber kommt es dann zu einer verminderten Proteinbiosynthese und zu einer herabgesetzten Speicherkapazität für fettlösliche Vitamine.

2.5 Empfehlungen für die Nährstoffzufuhr

2.5.1 Eiweiß

Eiweißwertigkeit

Bei Empfehlungen für die Eiweißzufuhr muss man die Qualität des Eiweißes berücksichtigen, die als biologische Wertigkeit bezeichnet wird.

Definition

Die biologische Wertigkeit gibt an, wie viel g körpereigenes Eiweiß aus 100 g Nahrungseiweiß gebildet werden.

Sind es zum Beispiel 35 g, dann wird die biologische Wertigkeit mit 35 oder 3,5 bezeichnet, sind es 100 g, dann ist die biologische Wertigkeit 100 oder 1.

Die höchste biologische Wertigkeit haben für sich allein Milch-, Eier- und Fleischeiweiß. Durch Kombination verschiedener Eiweiße kann die Wertigkeit aufgebessert werden, entscheidend ist, dass mit einer Mahlzeit alle Aminosäuren aufgenommen werden, die für die körpereigene Proteinsynthese nötig sind.

Empfehlungen

Die DGE empfiehlt für Erwachsene 0,8 g Protein pro kgKG und Tag, das sind 56 g für einen Menschen von 70 kg Gewicht, für schwerere Menschen entsprechend mehr (s. Tab. 2.1).

Experimentelle Daten geben Hinweise, dass der Proteinbedarf des älteren Menschen (> 65 Jahren) etwas höher sein könnte, es fehlen aber noch aussagekräftige Studien.

2.5.2 Fett

Im Energiestoffwechsel sind Fette durch Kohlenhydrate zu ersetzen. Die essenziellen Fette müssen aber mit der Nahrung zugeführt werden, gleichzeitig sind die Fette Träger der fettlöslichen Vitamine. Daraus ergeben sich die Empfehlungen für die Zufuhr (s. Tab. 2.1).

Tab. 2.1 Eiweiß- und Fettbedarf. Man ergänzt mit Kohlenhydraten bis zum jeweiligen Energieoptimum. Nach DGE, Referenzwerte für die Nährstoffzufuhr 2000

Alter	Eiweiß				Fett % der Energie
	g/Tag		g/kgKG/Tag		
	m	w	m	w	
Säuglinge					
0 bis unter 1 Monat	12	12	2,7		45–50
1 bis unter 2 Monate	10	10	2,0		45–50
2 bis unter 4 Monate	10	10	1,5		45–50
4 bis unter 6 Monate	10	10	1,3		35–45
6 bis unter 12 Monate	10	10	1,1		35–45
Kinder					
1 bis unter 4 Jahre	14	13	1,0		30–40
4 bis unter 7 Jahre	18	17	0,9		30–35
7 bis unter 10 Jahre	24	24	0,9		30–35
10 bis unter 13 Jahre	34	35	0,9		30–35
13 bis unter 15 Jahre	46	45	0,9		30–35
Erwachsene					
15 bis unter 19 Jahre	60	46	0,9	0,8	30
19 bis unter 25 Jahre	59	48	0,8		30
25 bis unter 51 Jahre	59	47	0,8		30
51 bis unter 65 Jahre	58	46	0,8		30
65 und älter	54	44	0,8		30
Schwangere ab 4. Monat	58		0,8		30–35
Stillende	63		0,8		30–35

Empfehlungen

Menschen mit leichter und mittelschwerer Arbeit sollten nicht mehr als 30 oder besser 25 % ihrer Nahrungsenergie als Fett zu sich nehmen. Bei erheblicher Muskelarbeit kann entsprechend mehr Fett verzehrt werden, weil ein geringeres Nahrungsvolumen dann mehr Energie liefert als Kohlenhydrate.

2.5.3 Kohlenhydrate

Erwachsene brauchen pro Tag 180 g Glucose für Gehirn und Erythrozyten, so dass das Angebot deutlich darüber liegen sollte, um auch noch den Energiestoffwechsel zu betreiben.

Empfehlungen

Eine vollwertige Mischkost für Erwachsene sollte eine begrenzte Fettmenge enthalten und so viele Kohlenhydrate, dass der Energiebedarf gedeckt ist. Das heißt in der Regel, dass mehr als 50 % der Nahrungsenergie als Kohlenhydrate gegessen werden sollen. In der Praxis liegen wir darunter – bei etwa 40 % – so dass die Empfehlung nur heißen kann: weniger Fett, mehr komplexe Kohlenhydrate.

Literatur

Biesalski, H.K., et al. (1999): Ernährungsmedizin. Georg Thieme Verlag, Stuttgart.
Elmadfa, I., Leitzmann, C. (1999): Ernährung des Menschen, 3. Aufl. Verlag Eugen Ulmer, Stuttgart.
DGE (2000): Referenzwerte für die Nährstoffzufuhr. Umschau Braus Verlagsgesellschaft, Frankfurt am Main.

3 Nicht nutritive Stoffe

3.1 Ballaststoffe

3.1.1 Einteilung und Wirkungen

Bei Ballaststoffen handelt es sich um Lignine und Kohlenhydrate, die im Dünndarm nicht enzymatisch abgebaut werden. Sie gelangen folglich in den Dickdarm. Ballaststoffe sind chemisch nicht einheitlich. Soweit es sich um Kohlenhydrate handelt finden wir in der Hauptsache Cellulose, Hemicellulosen und Pectin, außerdem Gummis und Schleimstoffe und resistente Stärke (s. Tab. 3.1).

Resistente Stärke entsteht beim Abkühlen aus gekochter Stärke durch Umlagerung und wird im Dünndarm nicht abgebaut. Bei gekochten Kartoffeln erhöht sich der Anteil nicht verdaulicher Stärke von 3 auf 12 Prozent beim einmaligen Abkühlen.

Lignin ist kein Kohlenhydrat, sondern ein Polymeres aus Phenylpropan.

3.1.2 Von der Ballaststoffzufuhr abhängige Erkrankungen

Eine Reihe von Erkrankungen, die in westlichen Industrieländern häufig vorkommen, könnten durch einen höheren Ballaststoffverzehr gemildert oder verhindert werden.

Dazu gehören: Obstipation, Divertikulose, irritables Colon, Hämorrhoiden, Cholesterolgallensteine und möglicherweise Dickdarmpolypen und Coloncarcinom.

Auch Erkrankungen des Stoffwechsels und des Gefäßsystems zählen dazu: Adipositas, Diabetes Typ II, Hyperlipidämien, Krampfaderleiden, Nierensteine.

Tab. 3.1 Ballaststoffe und ihre Wirkungen

Ballaststofftyp	Beispiele	Vorkommen	Wirkung/Anwendung
Faserstoffe	Cellulose Hemicellulosen Lignin	Pfl. Zellwand Pfl. Zellwand Pfl. Zellwand	Wasserbindung (Lignin nicht), Erhöhung des Stuhlgewichts, Anregung der Peristaltik, Verkürzung der Transitzeit, Drucksenkung im Colon, Steigerung der Fettausscheidung, Bindung von Kationen
Natürliche Quellstoffe, Schleim- und Gelbildner	Pectin Agar Agar Alginate Carrageen Carubin Furcelleran Guar	Pfl. Zellwand Rotalgen Braunalgen Rotalgen Johannisbrotbaum Rotalgen Guarbohne	Bindung von Wasser, Kationen, Gallensäuren, Senkung des pH-Wertes, Verringerung postprandialer Glucosespiegel, Steigerung der Fettausscheidung, nach Abbau Substrat für Mucosazellen
Halbsynthetische Quellstoffe	Methylcellulose Carboxymethylcellulose		
Resistente Stärke		Gekochte Stärke	Substrat für Bakterienflora im Colon, Vermehrung der Bakterienmasse

3.1.3 Positive Effekte

Empfehlungen beziehen sich in erster Linie auf den Ballaststoffgehalt der Nahrung. Isolierte Ballaststoffe als Zusatz zur Ernährung können nur eine Notlösung sein.

Erhöhung des Stuhlgewichts

Je größer das Stuhlgewicht beziehungsweise das Stuhlvolumen, desto kürzer ist die Transitzeit. Der Ballaststoff, der das Stuhlgewicht am meisten erhöht, ist Weizenkleie. Dabei wirkt grobe Kleie besser als feine Kleie und geröstete Kleie wirkt besser als unbehandelte Kleie. Nicht mehr als 30 g/Tag wegen der Schwermetallbelastung.

Vorbeugung gegen Divertikel und Hämorrhoiden

Durch einen hohen Ballaststoffanteil wird der Dickdarm besser gefüllt, der auf den Darminhalt durch die Darmwand ausgeübte Druck ist kleiner als bei einem weniger gefüllten Darm. Durch den geringeren Druck wird der Divertikelbildung entgegengewirkt, ebenso der Bildung von Hämorrhoiden. Empfehlung 25–30 g/Tag.

Senkung des Cholesterolspiegels

3

Unter ballaststoffhaltiger Ernährung werden niedrigere Serumcholesterolwerte als unter ballaststoffarmer Ernährung gefunden. Dabei wirken die einzelnen Ballaststoffe unterschiedlich.

Von den ballaststoffhaltigen Nahrungsmitteln stehen Hafer und Bohnen an erster Stelle bei der Cholesterolsenkung. Haferflocken müssen dabei 120–140 g/Tag gegessen werden, ersatzweise 100 g Haferkleie. Von Bohnen müssen täglich 115 g (Trockengewicht) in gekochter Form gegessen werden.

Weizenkleie und reine Cellulose haben keinen cholesterolsenkenden Effekt. Den besten Effekt hat Pectin in Dosen zwischen 6 und 36 g/Tag. Der Effekt von Pectin nimmt mit der Höhe des Veresterungsgrades zu. Auch bei einem regelmäßigen Verzehr von Guar beobachtet man eine Cholesterolspiegelsenkung.

Eine Cholesterolspiegelsenkung wird in allen Fällen nach etwa 3 Wochen beobachtet.

Dies wird damit erklärt, dass Ballaststoffe im Dickdarm Gallensäuren absorbieren, sie müssen neu gebildet werden. Dabei wird Cholesterol verbraucht. Daneben scheint es Mechanismen zu geben, die noch nicht bekannt sind. Wahrscheinlich hemmen die beim Abbau entstehenden kurzkettigen Fettsäuren in der Leber die Cholesterolsynthese.

Einfluss auf Kanzerogenkontakt

Bei Nahrung, die einen hohen Ballaststoffgehalt hat, wird der Kontakt der Darmwand mit kanzerogenen Stoffen verringert. Das geschieht einmal durch die Verkürzung der Kontaktzeit wegen der schnelleren Darmpassage, zum anderen durch Einschluss der Stoffe im Darminhalt.

3.1.4   Einfluss auf die Resorption der Nährstoffe

Bei ballaststoffhaltiger Ernährung verändert sich die Ausnutzung der gleichzeitig gegessenen Nährstoffe:

- Zucker werden verzögert (nicht vermindert) resorbiert, so dass es postprandial bei Diabetikern weniger zu Blutzuckerspitzen kommt.
- Fett wird unter ballaststoffhaltiger Ernährung insgesamt weniger resorbiert und mehr ausgeschieden.
- Die Eiweißausnutzung ist bei ballaststoffhaltiger Ernährung etwas herabgesetzt.
- Phytinsäuren und Uronsäuren in Kleie binden zweiwertige Kationen wie Calcium, Eisen und Zink und vermindern die Resorption.

3.2   Wasser

Wasser macht bei Erwachsenen etwa 60% des Körpergewichts aus, bei Kindern mehr, bis zu 69% beim Säugling.

3.2.1   Wasserzufuhr

Zur Volumenregulation und der Aufrechterhaltung des osmotischen Drucks ist eine Zufuhr von Wasser und Elekrolyten nötig.

Der Wasserverlust wird ausgeglichen durch:

- Getränke (1,2–1,5 L)
- Wasser das in den Lebensmitteln enthalten ist (0,7–1 L)
- durch Wasser, das bei der Oxidation der energieliefernden Nährstoffe frei wird. Bei gemischter Kost etwa 300 mL pro Tag.

Die Nahrungszusammensetzung beeinflusst ebenfalls den Wasserbedarf, eine erhöhte Kochsalzzufuhr und ein hoher Eiweißverzehr steigern den Wasserbedarf.

3.2.2 Wasserverlust

Wasserverlust erfolgt permanent, bei Erwachsenen am Tag 2–2,5 L,

- etwa 400 mL über die Lunge,
- etwa 600 mL über die Haut,
- etwa 100 mL mit dem Stuhl,
- 1–1,5 L mit dem Urin.

Bei höherer Umgebungstemperatur oder verstärkter körperlicher Aktivität erhöht sich diese Menge schnell.

3.3 Genussmittel

Genussmittel sind Bestandteil unserer Ernährung ohne einen Nährwert zu haben oder Energie zu liefern. Ihre Wirkung wird subjektiv als angenehm empfunden. In der Hauptsache handelt es sich um Kaffee, Tee und Kakao.

3.3.1 Kaffee

Grundstoff sind die gerösteten Samen des Kaffeebaums (Coffea arabica). Kaffee erhält seine anregende Wirkung durch Coffein.

Wirkungen des Coffeins:

- Stimulierung des Zentralnervensystems
- Steigerung der Herztätigkeit
- kurzzeitige Blutdruckerhöhung
- kurzfristig Steigerung der Leistungsfähigkeit
- Steigerung der Darmbewegung
- vermehrte Harnausscheidung.

3.3.2 Tee

Grundstoff sind Blätter und Zweigspitzen des Teebaums (Camellia sinensis). Die anregende Wirkung beruht ebenfalls auf dem Coffeingehalt. Im Thein liegt Coffein als Gerbsäureverbindung vor, aus der Coffein nach und nach freigesetzt wird, die Wirkung ist daher milder.

3.3.3 Kakao

Grundstoff sind die Samen des Kakaobaumes (Theobroma cacao). Für die anregende und diuretische Wirkung ist Theobromin verantwortlich, wie Coffein ein Methylxanthin.

Literatur

Biesalski, H. K., et al. (1999): Ernährungsmedizin. Georg Thieme Verlag, Stuttgart.
Elmadfa, I., Leitzmann, C. (1999): Ernährung des Menschen, 3. Aufl. Verlag Eugen Ulmer, Stuttgart.
Kasper, H. (1996): Ernährungsmedizin und Diätetik, 8. Aufl. Urban u. Schwarzenberg, München.

4   Mineralstoffe

Die Mineralstoffe werden nach quantitativen Gesichtspunkten eingeteilt in Mengenelemente und Spurenelemente. Bei den Mengenelementen beträgt der Bestand im Körper mehr als 50 mg/kgKG. Eisen liegt mit 60 mg fast an der Grenze und wird deshalb gelegentlich zu den Spurenelementen gezählt.

4.1   Mengenelemente

Empfehlungen für die Zufuhr s. Tab. 4.1, Vorkommen in Nahrungsmitteln s. Tab. 4.3, Einfluss auf die Verfügbarkeit s. Tab. 4.4.

Calcium

Vorkommen
Die besten Calciumquellen in der Nahrung sind Milch und Milchprodukte. Calcium kommt auch in grünen Gemüsen vor, wird daraus aber nicht sehr gut absorbiert. Pflanzliche Quellen: Brokkoli, Grünkohl, Kohlrabi, Sellerie, Spinat, weiße Bohnen, Lauch.

Funktion
Neben seiner Funktion als Knochenbaustein ist Calcium essenziell für die Blutgerinnung, für die neuromuskuläre Erregbarkeit und als Enzymaktivator, außerdem beteiligt an der Sekretion von Tyrosin und Insulin.

Mangel
Bei Calciummangel kommt es zu Tetanie, Kopf- und Muskelschmerzen, Spontanfrakturen, Zahnveränderungen und Osteoporose.

Alter	Calcium mg/Tag	Chlorid mg/Tag	Eisen mg/Tag m	Eisen mg/Tag w	Kalium mg/Tag	Magnesium mg/Tag m	Magnesium mg/Tag w	Natrium mg/Tag	Phosphor mg/Tag
Säuglinge									
0 bis unter 1 Monat	220	200	0,5	0,5	400	24	24	100	120
1 bis unter 2 Monate	220	200	0,5	0,5	400	24	24	100	120
2 bis unter 4 Monate	220	200	0,5	0,5	400	24	24	100	120
4 bis unter 6 Monate	400	270	8	8	650	60	60	180	300
6 bis unter 12 Monate	400	270	8	8	650	60	60	180	300
Kinder									
1 bis unter 4 Jahre	600	450	8	8	1000	80	80	300	500
4 bis unter 7 Jahre	700	620	8	8	1400	120	120	410	600
7 bis unter 10 Jahre	900	690	10	10	1600	170	170	460	800
10 bis unter 13 Jahre	1100	770	12	15	1700	230	250	510	1250
13 bis unter 15 Jahre	1200	830	12	15	1900	310	310	550	1250
Erwachsene									
15 bis unter 19 Jahre	1200	830	12	15	2000	400	350	550	1250
19 bis unter 25 Jahre	1000	830	10	15	2000	400	310	550	700
25 bis unter 51 Jahre	1000	830	10	15	2000	350	300	550	700
51 bis unter 65 Jahre	1000	830	10	10	2000	350	300	550	700
65 und älter	1000	830	10	10	2000	350	300	550	700
Schwangere ab 4. Monat	1000	K.A.	30	30	K.A.	310	310	K.A.	800
Stillende	1000	K.A.	20	20	K.A.	390	390	K.A.	900

Überdosierung

Eine tägliche Aufnahme bis 2000 mg scheint für gesunde Menschen keinen nachteiligen Folgen zu haben. Hohe Calciumzufuhr behindert die Eisenabsorption.

Als Folge einer Übersättigung des Harns mit Calcium und Phosphat kommt es zu Nierenfunktionsstörungen und Ausbildung von Nierensteinen. Nach langfristiger Aufnahme von viel Milch (3–4 L/Tag) hat man pathologische Verkalkungen in Lungen, Nieren und subkutanem Gewebe gefunden.

Chlorid

Vorkommen

In Nahrungsmitteln kommt Chlorid immer zusammen mit Kalium und Natrium vor. Der Chloridgehalt tierischer Lebensmittel ist höher als der Chloridgehalt pflanzlicher Lebensmittel.

Funktion

Chlorid ist in der Hauptsache für die Aufrechterhaltung des osmotischen Gleichgewichts im Organismus von Bedeutung. Die Chloridabsorption erfolgt vollständig und mit hoher Geschwindigkeit. Sie ist eng an die Natriumabsorption gekoppelt. Die Ausscheidung erfolgt hauptsächlich über die Niere.

Mangel

Zu Chloridmangel kommt es nach lang anhaltendem Erbrechen oder schweren Durchfällen. Bei Hypochlorämie wird kompensatorisch das Hydrogencarbonat erhöht. Deswegen kommt es zu einer hypochlorämischen Alkalose.

Überdosierung

Bei Aufnahme von Chloriden mit der Nahrung überwiegt die Wirkung des Kations.

Eisen

Vorkommen

In tierischer und pflanzlicher Nahrung. Hämgebundenes Eisen in tierischer Nahrung wird gut ausgenutzt. Die Absorptionsrate liegt bei 5–12%. Aus pflanzlicher Nahrung wird Eisen nur zu 1–4% absorbiert.

Insgesamt gibt es keine verlässlichen Angaben über die Eisenabsorption aus Nahrungsmitteln. Es scheint so zu sein, dass nicht das einzelne Nahrungsmittel, sondern die Zusammenstellung der ganzen Mahlzeit von Bedeutung ist.

Funktion

Eisen ist essenziell bei der Verwertung des Sauerstoffs in biologischen Oxidationsvorgängen. Es ist Bestandteil der Hämproteine Myoglobin und Hämoglobin und der Cytochrome und Cofaktoren in vielen Enzymen.

Mangel

Eisenmangel führt zur Störung der Erythropoese (hypochrome mikrozytäre Anämie). Bei Kindern werden Appetitlosigkeit, Wachstumsstörungen und verringerte Widerstandskraft gegen Infektionskrankheiten beobachtet, außerdem unspezifische Symptome wie Erschöpfung und Müdigkeit.

Überdosierung

Bei Eisenvergiftungen handelt es sich meist um chronische Vergiftungen. Es kommt zu einer pathologischen Speicherung von Eisen in der Leber, im Pankreas und im Herzmuskel und zu entsprechenden Gewebsschäden.

Kalium

Vorkommen

Kalium findet sich in pflanzlichen Lebensmitteln mehr als in tierischen Lebensmitteln. Besonders kaliumreich sind Bananen, Aprikosen, Tomaten, Hülsenfrüchte, Trockenfrüchte, Kakaopulver und Bierhefe. Kaliumarme Lebensmittel sind tierische und pflanzliche Fette und Öle und reine Kohlenhydratträger wie Zucker, Marmelade und ausgemahlene Mehle.

Funktion

Kalium ist das bedeutendste intrazelluläre Kation und wichtig für die Elektroneutralität, Osmolarität, Hydratation und Erregungsleitung. Kalium funktioniert wie Natrium hauptsächlich als Ladungstransporteur und als Aktivator für verschiedene Enzyme. Kalium wird über einen aktiven Transportmechanismus im oberen Dünndarm absorbiert.

Mangel

Kaliummangel kann ernährungsbedingt vorkommen, tritt aber häufiger auf als Folge von Durchfällen, Einnahme von Entwässerungs- und Abführmitteln und als Folge von Polyurie auf. Vom Mangel sind hauptsächlich die Muskelzellen betroffen. Es kommt zu Muskelschwäche bis hin zu Muskellähmungen und Störungen der Herztätigkeit, die sich am EKG feststellen lassen.

Überdosierung

Bei einer erhöhten Kaliumzufuhr (Serumwerte über 5 mval/L) kommt es zu schweren Störungen der Muskel-, Nerven- und Herz-Kreislauf-Funktionen. Es wird außerdem Ohrensausen, Taubheit, Verwirrung, Halluzinationen und Parästhesien beobachtet.

Magnesium

Vorkommen

Magnesium kommt in den meisten tierischen und pflanzlichen Lebensmitteln vor, jedoch in pflanzlichen Lebensmitteln in höherer Konzentration (Chlorophyll). Nahrungsfette, ausgemahlenes Mehl und raffinierte Zucker enthalten kaum Magnesium. Gemüse ist grundsätzlich magnesiumreich. Infolge falscher Düngung kann eine Magnesiumverarmung auftreten.

Funktion

Magnesium ist Aktivator, teilweise Inhibitor zahlreicher Enzyme und Enzymsysteme. Darunter sind viele Enzyme, die die Umsetzung von ADP und ATP betreffen. Daneben hat Magnesium eine Funktion als Ladungstransporteur und für die Aufrechterhaltung des elektrischen Gleichgewichts zusammen mit Natrium, Kalium und Calcium.

Mangel

Kann auftreten infolge falscher Ernährung, aber auch nach Durchfall und starkem Schwitzen. Die Symptome sind Krämpfe, besonders der Beine und Füße, Muskelzucken, neuromuskuläre Übererregbarkeit, Tachykardie.

Überdosierung

Hohe Magnesiumgaben bewirken Diarrhoe, hohe Magnesiumblutspiegel bei eingeschränkter Nierenfunktion zeigen sich als Hyporeflexie, Hypotonie und Atemdepression.

Natrium

Vorkommen

In Lebensmitteln wird ein hoher Natriumgehalt hauptsächlich in Fleisch- und Wurstwaren, Hartkäse, Fertigsoßen, Suppen, Dosengemüse und Brot gefunden. Der hohe Natriumgehalt ist im Wesentlichen auf Salzzusatz während der Verarbeitung zurückzuführen. Einen mittleren Natriumgehalt haben Milch, Sahne, Weichkäse, Eier, Frischfleisch und Frischfisch. Natriumarme Lebensmittel sind frisches Obst, Getreidearten und Reis sowie Gemüse (außer Wurzelgemüsen) und Nüsse.

Funktion

Natrium dient primär als Ladungstransporteur. Es ist verantwortlich für die Regulation der Osmolarität der Zellen und des Extrazellulärraums und für die Zellmembranfunktion. Die Absorption von Natrium ist ein aktiver Vorgang und ist eng an die Absorption von Glucose gekoppelt.

Mangel

Bei Natriummangel treten Hypotonie, Tachykardie, Apathie und Muskelkrämpfe auf. Ein Natriummangel kann bedingt sein z.B. durch starke Durchfälle, häufiges Erbrechen, starkes Schwitzen, Einnahme von Entwässerungsmitteln, Polyurie – egal aus welchem Grund – und Reabsorptionsstörungen der Niere.

Überdosierung

Eine dauerhaft erhöhte Natriumkonzentration führt zu Ödemen, evtl. zu hohem Blutdruck. Als Symptome der Natriumvergiftung treten motorische

Unruhe, Hypertonie mit Schwindel und Erbrechen, Schläfrigkeit, Haut- und Schleimhautaustrocknung, Übererregbarkeit der Muskulatur und im schlimmsten Fall Herzversagen auf.

Phosphor

Vorkommen
Phosphatreiche Nahrungsmittel sind Fleisch, Milchprodukte, Brot, Backwaren und Fertiggerichte. Eier sind eher phosphatarm. In Getreide liegt Phosphat als Phytinphosphor vor, die Absorption ist schlecht.

Funktion
Phosphor hat Bedeutung im Intermediärstoffwechsel aller Zellen bezüglich der Transformation, Speicherung und Verwertung von Energie. Energiereiches Phosphat ist die unmittelbare Energiequelle für alle Leistungen der Zelle und wird bei der biologischen Oxidation der energieliefernden Nährstoffe gebildet.

Anorganisches Phosphat ist zusammen mit Calcium der Hauptbestandteil des Knochengewebes. Phosphor ist Bestandteil einiger Aminosäuren und der Nukleinsäuren.

Mangel
Ernährungsbedingter Mangel tritt praktisch nicht auf. Niedrige Phosphatspiegel können krankheitsbedingt auftreten und sind gekennzeichnet durch Wachstumsstörungen und Störungen der Knochenmineralisation.

Überdosierung
Zu einem hohen Phosphatspiegel im Blut kommt es durch eine Unterfunktion der Nebenschilddrüse, durch eine unzureichende renale Phosphatausscheidung oder eine hohe tubuläre Rückabsorption.

Eine hohe Phosphatkonzentration bewirkt ein Absinken der Calciumkonzentration mit anschließender Stimulierung des Parathormons, dies führt zum Knochenabbau. Eine diätetische Behandlung ist nur schwer möglich. Deshalb werden therapeutisch phosphatbindende Substanzen gegeben.

Eine hohe Phosphatzufuhr bei Kindern wird für eine motorische Unruhe (Zappelkinder) und Konzentrationsstörungen verantwortlich gemacht.

4.2   Spurenelemente

Zu den Spurenelementen zählen die Stoffe, deren Bestand im Körper geringer als 50 mg pro kgKG ist. Empfehlungen für die Zufuhr s. Tab. 4.2, Vorkommen in Nahrungsmitteln s. Tab. 4.3, Einfluss auf die Verfügbarkeit s. Tab. 4.4

Chrom

Vorkommen
Nahrungsmittel, die größere Mengen an verfügbarem Chrom enthalten sind: Bierhefe, Leber, Weizenkeime und Honig. Insgesamt ist über das Vorkommen von Chrom in Nahrungsmitteln noch nicht allzu viel bekannt, bekannt ist aber, dass der Chromgehalt stark vom Vorkommen im Boden abhängt. Tabellen sind deshalb wenig aussagekräftig.

Funktion
Die einzig bekannte Funktion für Chrom ist sein Vorkommen im Glucosetoleranzfaktor (GTF). In Tierversuchen konnte bei Chrommangel die Glucosetoleranz durch orale Gaben von GTF normalisiert werden. Auch beim Menschen ist der Einbau von Cr^{3+} in den Glucosetoleranzfaktor möglich, bei Kindern schon innerhalb von 24 Stunden, ältere Personen brauchen dazu 1–3 Monate.

Der Ort einer angenommenen Glucosetoleranzfaktorsynthese ist noch nicht bekannt.

Mangel
Beim Menschen nicht bekannt.

Überdosierung
Es liegen bisher keine Beobachtungen über Vergiftungserscheinungen durch überhöhte Zufuhr von chromhaltiger Nahrung vor.

Cobalt

Vorkommen
In tierischen Nahrungsmitteln als Bestandteil von Vitamin B_{12}, darüber hinaus in geringen Mengen in fast allen Nahrungsmitteln.

Tab. 4.2 Empfehlung für die Zufuhr von Spurenelementen. Nach DGE, Empfehlungen für die Nährstoffzufuhr 2000

Alter	Chrom µg/Tag	Kupfer mg/Tag	Fluor mg/Tag m	Fluor w	Mangan mg/Tag	Molybdän µg/Tag	Iod µg/Tag	Selen µg/Tag	Zink mg/Tag m	Zink w
Säuglinge										
0 bis unter 1 Monat	1– 10	0,2–0,6	0,25		k.A.	7	40	5–15	1,0	
1 bis unter 2 Monate	1– 10	0,2–0,6	0,25		k.A.	7	40	5–15	1,0	
2 bis unter 4 Monate	1– 10	0,2–0,6	0,25		k.A.	7	40	5–15	1,0	
4 bis unter 6 Monate	20– 40	0,6–0,7	0,5		0,6–1,0	20–40	80	7–30	2,0	
6 bis unter 12 Monate	20– 40	0,6–0,7	0,5		0,6–1,0	20–40	80	7–30	2,0	
Kinder										
1 bis unter 4 Jahre	20– 60	0,5–1,0	0,7		1,0–1,5	25–50	100	10–40	3,0	
4 bis unter 7 Jahre	20– 80	0,5–1,0	1,1		1,5–2,0	30–75	120	15–45	5,0	
7 bis unter 10 Jahre	20–100	1,0–1,5	1,1		2,0–3,0	40–80	140	20–50	7,0	
10 bis unter 13 Jahre	20–100	1,0–1,5	2,0		2,0–5,0	50–100	180	25–60	9,0	7,0
13 bis unter 15 Jahre	20–100	1,0–1,5	3,2	2,9	2,0–5,0	50–100	200	25–60	9,5	7,0
Erwachsene										
15 bis unter 19 Jahre	30–100	1,0–1,5	3,2	2,9	2,0–5,0	50–100	200	30–70	10,0	7,0
19 bis unter 25 Jahre	30–100	1,0–1,5	3,8	3,1	2,0–5,0	50–100	200	30–70	10,0	7,0
25 bis unter 51 Jahre	30–100	1,0–1,5	3,8	3,1	2,0–5,0	50–100	200	30–70	10,0	7,0
51 bis unter 65 Jahre	30–100	1,0–1,5	3,8	3,1	2,0–5,0	50–100	180	30–70	10,0	7,0
65 und älter	30–100	1,0–1,5	3,8	3,1	2,0–5,0	50–100	180	30–70	10,0	7,0
Schwangere ab 4. Monat	K.A.	K.A.	3,1		K.A.	K.A.	230	30–70	10,0	
Stillende	K.A.	K.A.	3,1		K.A.	K.A.	260	30–70	11,0	

4

Funktion

Die einzige bekannte biologische Funktion von Cobalt ist die als Zentral-atom in Vitamin B_{12}. Da Menschen kein B_{12} synthetisieren können, brauchen sie dafür auch kein Cobalt.

Mangel

Es gibt für Cobalt weder einen Bedarf noch Mangelerscheinungen, beides gibt es nur für Vitamin B_{12}.

Überdosierung

Hohe Dosen von anorganischem Cobalt bewirken Appetitlosigkeit, Gewichtsverlust und Hyperplasie des Schilddrüsenepithels, d.h. Kropf.

Fluor

Vorkommen

Die bedeutendste Fluorquelle ist das Trinkwasser. Nahrungsmittel liegen meist deutlich unter 1 mg pro kg Frischgewicht im Fluorgehalt. Höhere Fluoridgehalte haben einige Fische (5–10 mg pro kg) und Schwarzteeblätter mit rund 100 mg pro kg.

Funktion

Fluor spielt eine Rolle für die Härtung des Zahnschmelzes und der Knochen. Jedoch stellt Karies eine ernährungsbedingte Erkrankung und keine Fluorid-mangelkrankheit dar.

Mangel

Gesicherte Befunde über Fluormangel am Menschen liegen nicht vor. Es existieren Experimente mit Ratten, die bei fluoridfreier Diät Wachstumsstö-rungen zeigten, die durch Fluor behoben werden konnten.

Überdosierung

Bei zu hoher Fluoraufnahme kommt es zu Erkrankungen des Skeletts und der Zähne. Knochen werden spröde und brüchig, Zähne werden brüchig und es zeigen sich sichtbare Zahnschädigungen durch Flecken und Verfärbungen im Schmelz.

Aus diesen Gründen wird von einer Fluoridierung des Trinkwassers abgesehen, weil sonst Personen mit hohem Flüssigkeitsbedarf eine chronisch zu hohe Fluoridzufuhr hätten.

Iod

Funktion
Von Iod ist nur eine einzige Funktion bekannt, es ist Bestandteil der Schilddrüsenhormone T 3 und T 4. Der Körperbestand an Iod bei Erwachsenen beträgt etwa 10–15 mg. Das Iod befindet sich zu 70–80 % in der Schilddrüse, davon ist etwa 95 % an Thyreoglobulin gebunden. Die Schilddrüse kann Iod aus dem Blut gegen ein Konzentrationsgefälle aufnehmen.

Vorkommen
Ein hoher Iodgehalt liegt in der Nahrung lediglich in Meeresprodukten wie Fischen, Muscheln usw. vor. Alle übrigen Nahrungsmittel haben einen mittleren bis niedrigen Iodgehalt, der nicht ausreicht, um die Versorgung sicherzustellen.

Im Trinkwasser unterliegt die Iodkonzentration starken Schwankungen, so dass nicht überall die Versorgung gegeben ist. Der Iodgehalt der Pflanzen ist abhängig vom Iodgehalt des Bodens, hier gibt es starke Schwankungen. Um die Versorgung zu verbessern ist das Speisesalz iodiert mit 15–25 µg Iodid/kg Salz.

Mangel
Iodmangel führt zu einer unzureichenden Bildung von Schilddrüsenhormonen. Die Folge ist eine verstärkte Thyreotropinausschüttung durch den Hypophysen-Vorderlappen. Dadurch wächst die Schilddrüse und ein Iodmangelkropf entsteht. Ein Kropf muss jedoch nicht immer mit einer verminderten Schilddrüsenfunktion einhergehen.

Schwerer Iodmangel in der Schwangerschaft führt beim Fetus zu Entwicklungsstörungen, in schlimmster Form zu Kretinismus.

Überdosierung
Akute und chronische Vergiftungen durch überhöhte Iodaufnahme mit der Ernährung kommen praktisch nicht vor, weil Iod eine große therapeutische Breite hat. Bis 2 mg Iod pro Tag sind für gesunde Personen als obere Grenze

anzusehen. Das ist mit Nahrungsmitteln nicht zu erreichen, eventuell mit Algenpräparaten als Nahrungsergänzungsmitteln. Nach hoher Iodaufnahme können allerdings latente Funktionsstörungen schnell manifest werden.

Kupfer

Vorkommen

Ein besonders hoher Kupfergehalt liegt in tierischen Innereien, in Fischen, Schalentieren, Nüssen und Vollgetreide vor.

Kupferarm sind Milch, niedrig ausgemahlene Mehle und Zucker. In der Milch befindet sich Zink, das bevorzugt absorbiert wird und die Kupferabsorption herabsetzt.

Funktion

Wie Zink ist Kupfer Bestandteil verschiedener Enzyme, die in der Mehrzahl Oxidoreduktasen sind. Bedeutendster Vertreter ist Coeruloplasmin, das die Oxidation von Eisen (II) zu Eisen (III) katalysiert. Durch diese Reaktion wird Eisen im Stoffwechsel mobilisiert und unter anderem für die Haemoglobinsynthese verfügbar.

Mangel

Bei Kupfermangel werden die entsprechenden Enzyme nicht aktiv. In erster Linie werden Symptome einer hypochromen mikrozytären Anämie sichtbar.

Überdosierung

Bei erhöhter chronischer Zufuhr findet sich Kupfer vermehrt im Plasma und wird verstärkt in verschiedenen Geweben gespeichert. Akute Vergiftungen kommen kaum vor, weil schnell Erbrechen und Durchfall eintreten.

Mangan

Vorkommen

Mangan kommt in allen pflanzlichen und tierischen Geweben vor, in höherer Konzentration in folgenden Nahrungsmitteln: Nüsse, Vollgetreide, Leguminosen, grüne Blattgemüse, Tee. Tierische Nahrungsmittel sind meist ärmer an Mangan.

Funktion

Mangan wirkt wie viele Metalle als Bestandteil oder Cofaktor von Enzymen. Dazu gehören zum Beispiel die Superoxiddismutasen.

Mangel

Über Manganmangel beim Menschen liegen wenige Berichte vor. Es können erniedrigte Serumgehalte von Cholesterin, Triglyceriden und Phospholipiden auftreten.

Überdosierung

Durch Aufnahme mit der Nahrung kann es nicht zu einer Vergiftung kommen. Hohe Dosen von Manganstaub haben bei Minenarbeitern zu schweren psychischen Störungen geführt. Eine Supplementierung mit hohen Dosen ist deswegen kritisch zu sehen.

Molybdän

Vorkommen

In Milch und Milchprodukten, Innereien, Getreide und Hülsenfrüchten, abhängig vom Gehalt im Boden.

Funktion

Bestandteil einiger Enzyme, z.B. im Purinstoffwechsel.

Mangel

Im Tierversuch, z.B. Wachstums- und Fruchbarkeitsstörungen, beim Menschen nicht beobachtet.

Überdosierung

Nur aus Tierversuchen bekannt, bei Menschen möglicherweise Gicht durch Stimulierung der Xanthinoxidase.

Nickel

Vorkommen

In pflanzlicher Nahrung: Nüsse, Hülsenfrüchte, Vollgetreide.

Funktion
Nicht bekannt. Vorkommen in Ribo- und Desoxyribonukleinsäuren.

Mangel
Nickelmangel behindert die Eisenverwertung und begünstigt Anämien.

Überdosierung
Beim Menschen durch Nahrungsmittel nicht bekannt.

Selen

Vorkommen
Selen findet sich mehr in tierischen Nahrungsmitteln als in pflanzlichen, hier sind Nüsse gute Quellen. Besonders viel Selen findet sich in Innereien, danach in Fisch und Fleisch. Es gibt starke Schwankungen des Selengehalts in den Nahrungsmitteln. Das ist zurückzuführen auf große regionale Schwankungen des Selengehalts in der Biosphäre. Der Selengehalt von Trinkwasser ist meist sehr gering, d.h. für die Selenversorgung nicht von Bedeutung.

Funktion
Die bekannteste Funktion von Selen ist die als Bestandteil von Glutathion-peroxidase. Glutathionperoxidase ist Bestandteil eines antioxidativen Schutzsystems, zu dem noch Vitamin E, Superoxiddismutasen und Katalase gehören. Sie wirken der Lipidperoxidation in Zellmembranen und Zellorga-nellen entgegen. Im oxidativen Stoffwechsel werden verschiedene Sauer-stoffradikale gebildet, z. B. Superoxidionen, Hydroxylradikale und Hydroper-oxide. Die Superoxidionen werden durch Superoxiddismutasen abgebaut, Glutathionperoxidase und Katalase bauen Hydroperoxide ab.

Selen hat Entgiftungsfunktion, weil es mit Schwermetallen unlösliche Selenide bildet.

Tiere besitzen ein selenbindendes Protein, dessen Mangel zu Muskeldys-trophie führt. Selen wird deshalb schon lange in der Tiermast zum besseren Gedeihen verwendet.

Selen hat einen positiven Einfluss auf das Immunsystem, es ist nötig für die Lymphozytenproliferation und die Synthese von Antikörpern, TNF-α und

Interferon. Die Prostaglandinsynthese wird durch Selen inhibiert. Mit Sicherheit sind noch nicht alle Funktionen von Selen bekannt.

Mangel

Selen ist in der Nahrung hauptsächlich an Proteine gebunden. Deswegen kann es bei extrem proteinarmer Ernährung zu Selenmangel kommen. Bei selenarmen Böden sind Pflanzen und Tiere generell an Selen verarmt, so dass auch die menschliche Nahrung selenarm ist. In einer Region in China ist Selenmangel endemisch. Auffällig: Kardiomyopathien, Osteoarthropathien und erhöhtes Auftreten von Krebserkrankungen. Bei Menschen, die parenteral selenarm ernährt werden, findet man funktionelle Veränderung von Erythrozyten und Granulozyten und eine verminderte Aktivität der Glutathionperoxidase in den Erythrozyten. Bei Alkoholikern liegen signifikant erniedrigte Plasmakonzentrationen an Selen vor. Es stellt sich die Frage, ob eine Wechselbeziehung zwischen Selenmangel und alkoholinduzierten Organschäden besteht.

Überdosierung

Selen hat eine geringe therapeutische Breite. Das Verhältnis der notwendigen Dosis zur chronisch toxischen bzw. akut toxischen beträgt 1:50:500.

3 mg Selen/Tag gelten für den Menschen als chronisch toxisch, neuere Untersuchungen nehmen niedrigere Werte an: 8 µg pro kgKG. Dabei ist anorganisches Selen (Selenit und Selenat) toxischer als Selenmethionin. Es kommt zu Leberzirrhose, Haarausfall und Herzmuskelschwäche. Ein frühes Kennzeichen der Selenvergiftung ist knoblauchartiger Atemgeruch. Bereits bei geringer Erhöhung der Selenkonzentration in der Nahrung wurde vermehrt Auftreten von Karies festgestellt.

Silicium

Vorkommen

Silicium findet sich bevorzugt in pflanzlichen Nahrungsmitteln, die Verfügbarkeit daraus ist allerdings sehr gering. Tierische Nahrungsmittel enthalten wenig Silicium, wahrscheinlich ist die Bioverfügbarkeit höher.

Funktion

Silicium soll nicht nur Bestandteil der Mucopolysaccharide im Bindegewebe sein, sondern auch Bestandteil anderer Komponenten, die zur Stabilität des Bindegewebes beitragen. Daneben wird für Silicium eine Funktion bei der Calcifizierung des Knochens angenommen.

Mangel

Beim Menschen nie beobachtet.

Überdosierung

Keine Schäden bei oraler Aufnahme.

Zink

Vorkommen

Hauptsächlich in tierischen Nahrungsmitteln, also Fleisch, Fisch, Milchprodukten und Eiern. Pflanzen enthalten nur geringe Mengen Zink, beim Getreide gelangt Zink beim Mahlen in die Kleie, nicht in das Mehl.

Funktion

Zink ist Bestandteil von vielen Metalloenzymen, die bei Zinkverlust inaktiviert werden. Es ist essenziell für einige Enzyme bei der Nukleinsäuresynthese. Es beeinflusst vermutlich den Metabolismus von Wachstumshormonen, Insulin und Sexualhormonen. Die Konzentration von T-Lymphozyten sowie die Aktivität von T-Killerzellen und T-Helferzellen ist von Zink abhängig.

Mangel

Bei Zinkmangel sind die zinkabhängigen Enzyme nicht wirksam. Dabei kann es zu Störungen im Nukleinsäuren-, Protein-, Fett- und Kohlenhydrat-Stoffwechsel kommen.

Eine verringerte Wundheilung ist oft ein Symptom von Zinkmangel und kann durch Zinkgabe positiv beeinflusst werden. Zinkmangel wirkt sich außerdem negativ auf das Immunsystem aus.

Einschränkungen des Geschmacks- und Geruchsempfindens können, müssen aber nicht, mit Zinkmangel in Zusammenhang stehen.

Überdosierung

Zinkvergiftungen durch Nahrungsmittel kommen praktisch nicht vor. Der toxische Bereich liegt etwa 2 Zehnerpotenzen über der täglichen Aufnahme.

Tab. 4.3 Nahrungsmittel mit hohem Gehalt an einzelnen Mineralstoffen und Spurenelementen. Aus Täufel et al. 1998

Name	Vorkommen mg/100 g
Calcium	Emmentaler 45% F. i. Tr. 1020; Vollmilch 120; Eigelb 140
Chlorid	Emmentaler 45% F. i. Tr. 370; Kabeljau 228; Sellerie 150
Chrom	Kartoffeln 0,03; Rindfleisch mager 0,014; Haselnuss 0,014
Eisen	Schweineleber 22; Rindfleisch mager 1,9; Weizenvollkorn 3,3
Iod	Kabeljau 0,12; Lachs 0,034; Schweineleber 0,014
Kalium	Weizenkorn ganz 502; Kartoffeln 443; Spinat 663
Kupfer	Schweineleber 5,4; Haselnuss 1,28; Seefisch 0,2–0,24
Magnesium	Sojabohne trocken 257; Reis unpoliert 157; Walnuss 129
Mangan	Haselnuss 5,7; Sojabohne trocken 2,8; Weizenkorn ganz 3,4
Molybdän	Schweineleber 0,3; Molke 0,034; Erbsen 0,07
Natrium	Emmentaler 45% F. i. Tr. 450; Rind-/Schweinefleisch mager 56; Vollmilch 48
Nickel	Sojabohne trocken 0,7; Walnuss/Haselnuss 0,13; Apfel 0,01
Phosphat	Sojabohne trocken 591; Lachs 266; Speisequark 165
Selen	Vollmilch 0,009; Rindfleisch 0,003; Blumenkohl 0,003
Silicium	Hirse 1300 im Trockenrückstand; Hafer 561; Weizen 11
Zink	Käse 45% F. i. Tr. 4–9; Rindfleisch mager 4,2; Schweinefleisch mager 1,9

4

Tab. 4.4 Einfluss auf die Verfügbarkeit von Mineralstoffen. Aus Elmadfa, Leitzmann 1999

Name	Verbesserung der Verfügbarkeit durch	Herabsetzung der Verfügbarkeit durch
Calcium	Vit. D, Lactose, Fruchtsäuren, Lysin, Arginin	Phytat, Protein, Oxalat, gesättigte Fettsäuren, Cellulose, Glucocorticoide als Arzneimittel
Chlorid	Natrium	–
Chrom	Aminosäuren, Oxalat, Eisen- und Zinkmangel	Alter
Eisen	Ascorbinsäure, Citronensäure, schwefelhaltige Aminosäuren, Fleischprotein	Phytat, Tannine, Soja-, Milch- und Eierprotein, Phosphat, Oxalat
Fluor	Aufnahme in nüchternem Zustand	–
Iod	–	Trinkwasser mit hohem Härtegrad, sehr hoher Verzehr von Kohlarten
Kalium	–	–
Kupfer	essenzielle Aminosäuren, Fumarat, Oxalat	Phytat, überhöhte Konz. von Calcium, Eisen, Zink
Magnesium	Lactose	Ballaststoffe, Alkohol
Mangan	–	viel Calcium, Phytat, Phosphat
Molybdän	–	unphysiologisch hohes Kupferangebot
Natrium	Glucose (Carriersystem), Galactose, Aminosäuren	–
Nickel	Schwangerschaft, Stillen, Eisenmangel	Milch, Kaffee, Tee, Ascorbinsäure
Phosphat	Vit. D	Eisen, Aluminium, Calcium
Selen	Methionin, Vit. A, E, Antioxidanzien, organische Bindung	Schwermetalle wie Cadmium, Zink, Blei
Silicium	Gabe monomerer Kieselsäure	–
Zink	–	Phytat, Tannine

Literatur

Anke, M., et al. (2001): Mineralstoffe. Wiss. Verlagsges., Stuttgart.

Biesalski, H.K., etl al. (1999): Ernährungsmedizin. Georg Thieme Verlag, Stuttgart.

DGE (2000): Referenzwerte für die Nährstoffzufuhr. Umschau Braus Verlagsgesellschaft, Frankfurt am Main.

Elmadfa, I., Leitzmann, C. (1999): Ernährung des Menschen, 3. Aufl. Verlag Eugen Ulmer, Stuttgart.

Gröber, U. (2002): Mikronährstoffe in der orthomolekularen Medizin für die Kitteltasche. Wiss. Verlagsges., Stuttgart.

Täufel et al. (1998): Lebensmittellexikon. Behr's Verlag, Hamburg.

4

Vitamine sind für den Menschen essenzielle Nährstoffe. Die Einteilung erfolgt in fettlösliche (A, D, E, K) und wasserlösliche (B-Gruppe und C) Vitamine.

Gehalt in Nahrungsmitteln s. Tab. 5.3, Einfluss auf die Verfügbarkeit s. Tab. 5.4.

5.1   Fettlösliche Vitamine

Zum Bedarf nach DGE s. Tab. 5.1.

Vitamin A

Der Begriff bezeichnet verschiedene Verbindungen: Retinol, Retinal und Retinsäure, jedoch nicht Vitamin-A-Säure und -derivate.

Vorkommen

In sehr hoher Konzentration in Fischleberölen und der Leber von Wirbeltieren, in geringeren Mengen in tierischen Fetten.

Das Provitamin ist in gelben Gemüsen und Früchten enthalten und in den Blättern grüner Gemüse.

Funktionen

Vitamin A hat Einfluss auf

- Sehvorgang
- Wachstum
- Fortpflanzungsfähigkeit
- Zelldifferenzierung.

Tab. 5.1 Bedarf an fettlöslichen Vitaminen. Nach DGE, Referenzwerte für die Nährstoffzufuhr 2000

Alter	Vitamin A mg-Äquivalent/Tag		Vitamin D µg/Tag	Vitamin E mg-Äquivalent/Tag		Vitamin K µg/Tag	
	m	w		m	w	m	w
Säuglinge							
0 bis unter 1 Monat	0,5		10	3	3	4	
1 bis unter 2 Monate	0,5		10	3	3	4	
2 bis unter 4 Monate	0,5		10	3	3	4	
4 bis unter 6 Monate	0,6		10	4	4	10	
6 bis unter 12 Monate	0,6		10	4	4	10	
Kinder							
1 bis unter 4 Jahre	0,6		5	6	5	15	
4 bis unter 7 Jahre	0,7		5	8	8	20	
7 bis unter 10 Jahre	0,8		5	10	9	30	
10 bis unter 13 Jahre	0,9		5	13	11	40	
13 bis unter 15 Jahre	1,1	1,0	5	14	12	50	
Erwachsene							
15 bis unter 19 Jahre	1,1	0,9	5	15	12	70	60
19 bis unter 25 Jahre	1,0	0,8	5	15	12	70	60
25 bis unter 51 Jahre	1,0	0,8	5	14	12	70	60
51 bis unter 65 Jahre	1,0	0,8	5	13	12	80	65
65 und älter	1,0	0,8	10	12	11	80	65
Schwangere ab 4. Monat	1,1		5	13		60	
Stillende	1,5		5	17		60	

1 mg Retinol-Äquivalent = 1 mg Retinol = 6 mg β-Carotin = 12 mg andere Carotinoide = 1,15 mg Retinylacetat = 1,83 mg Retinylpalmitat. 1 IE = 0,3 µg Retinol.
1 mg RRR-α-Tocopherol-Äquivalent = 1,1 mg RRR-α-Tocopherylacetat = 2 mg RRR-β-Tocopherol = 1,49 mg all-rac-α-Tocopherylacetat. 1 IE = 0,67 mg RRR-α-Tocopherol = 1 mg all-rac-α-Tocopherylacetat.

Absorption und Verteilung

Aufnahme aus fetten tierischen Produkten oder in Form des Provitamins (β-Carotin) aus Pflanzen. β-Carotin wird im Darm oxidativ gespalten und zu zwei Molekülen Retinol verstoffwechselt. Die Speicherung erfolgt in Form von Retinylestern in der Leber.

Mangel

➤ Am Auge Austrocknung der Bindehaut, Störung der Dunkeladaption, später Entzündung und Weichwerden der Hornhaut.
➤ Haut und Schleimhäute verhornen.
➤ Gingivitis und Stomatitis wegen Atrophie der Speicheldrüsen.
➤ Absorptionsstörungen wegen Atrophie der Darmepithelzellen.
➤ Bronchitis und Pneumonie wegen Atrophie der Brochialschleimhautzellen.
➤ Hypochrome Anämie.
➤ Störungen der Verknöcherung und des Wachstums an Knochen und Zähnen.
➤ Störung der Spermatogenese.
➤ Ausgeprägter Vitamin-A-Mangel wirkt teratogen.

Überdosierung

Akute Vitamin-A-Überdosierung ist möglich durch Einnahme von Arzneimitteln oder durch sehr hohen Verzehr von Fisch- oder Seehundleber. Symptome sind Kopfschmerzen, Schwindel, Benommenheit und Erbrechen nach Zufuhr von mehr als 1 000 000 I. E. Bei Kindern wurde diese Wirkung schon bei geringeren Dosen, zwischen 300 000 und 900 000 I. E. beobachtet.

Eine chronische Hypervitaminose bei Kindern wird durch Appetitlosigkeit, Austrocken der Haut, Haarausfall, Mundwinkelragaden, Knochenschmerzen, Hirndrucksymptomatik und Wachstumsverzögerungen deutlich. Bei Erwachsenen dieselben Symptome weniger ausgeprägt, bei Frauen kommt es zu Zwischenblutungen.

Vitamin D

Zusammenfassender Begriff für mehrere Verbindungen, die antirachitisch wirken. Die wichtigsten sind Vitamin D_2 (Ergocalciferol) und Vitamin D_3 (Cholecalciferol). 1 IE = 0,025 µg, 1 µg = 40 IE.

Vorstufe ist 7-Deydrocholesterol, das unter UV-Einfluss in der Haut zu Cholecalciferol umgewandelt wird, es erfolgen dann noch zwei Hydroxylierungsschritte in der Leber und in der Niere, dann liegt Vitamin D_3 in seiner eigentlichen Wirkform dem 1,25-Dihydroxycholecalciferol vor. Vitamin D_3 hat ein Steroidgrundgerüst und wirkt wie ein Steroidhormon.

Vorkommen

In Milch und fetten Milchprodukten. Fischleber enthält sehr hohe Mengen, ebenso Lebertran. In Pflanzen befindet sich Ergosterol als Vorläufer von Vitamin D_2.

Funktionen

▶ Im Darm bewirkt es die vermehrte Synthese eines calciumbindenden Proteins.

▶ Im Knochen bewirkt es die Stimulierung der Knochenmineralisation.

▶ In der Niere beeinflusst Vitamin D_3 möglicherweise die Rückabsorption bzw. Exkretion von Calcium und Phosphat.

Absorption und Verteilung

Vitamin D aus der Nahrung wird über Chylomikronen in die Leber transportiert und dort hydroxyliert.

Danach Speicherung im Fettgewebe und zum kleinen Teil in der Skelettmuskulatur. Langsame Freisetzung.

Mangel

Demineralisierung des Knochens, also Rachitis und Osteomalazie.

Überdosierung

Durch Nahrungsmittel nicht möglich, wenn Lebertran ausgenommen wird. Intoxikationen durch Arzneimittel etwa ab 50 000 I. E./Tag. Symptome sind Hypercalcämie, Hypercalciurie, Erbrechen, Schwindel, Muskelschwäche und Kalkablagerungen in Niere, Leber und Blutgefäßen. Besonders bedenklich ist die gleichzeitige Einnahme von zu viel Vitamin A und Vitamin D, hierbei verstärkt Vitamin A die Vitamin-D-Wirkungen.

Vitamin E

Vorkommen

Pflanzliche Öle, besonders Weizenkeimöl, Sonnenblumenöl und Olivenöl enthalten α-Tocopherol. Sojaöl, Maiskeimöl und Palmöl enthalten das weniger wirksame γ-Tocopherol.

Funktionen

In der Natur kommen verschiedene E-Vitamine vor, die Verbindung mit der höchsten Aktivität ist α-Tocopherol.

► Vitamin E schützt mehrfach ungesättigte Fettsäuren in den Membranlipiden, Lipoproteinen und im Depotfett vor Oxidation.

► Es fängt Lipidperoxidradikale ab, dabei entsteht ein Vitamin-E-Radikal. Durch Vitamin C erfolgt anschließend wieder die Umwandlung in Vitamin E

Absorption und Verteilung

Absorption aus der Nahrung zu etwa 30%. Es wird in Chylomikronen gebunden und in die Lymphe abgegeben. Die Leber bindet Vitamin E in VLDL, so gelangt es in die Blutbahn und verteilt sich dann in alle Gewebe.

Mangel

Spezifische Mangelerscheinungen sind nicht bekannt.

Überdosierung

Überdosierungen sind nicht bekannt, dennoch gehen die Empfehlungen dahin, dass eine Langzeitanwendung über 400 mg/Tag nicht empfohlen werden sollte, außer zur Therapie.

Vitamin K

Es gibt verschiedene Chinone, die eine Vitamin-K-Wirkung haben, von Bedeutung sind praktisch nur Vitamin K_1 (Phyllochinon) und K_2 (Menachinone).

Vorkommen

Vitamin K_1 findet sich in den Chloroplasten der Grünpflanzen, je nach Jahreszeit in verschiedener Konzentration. Grampositive Bakterien wie Escherichia coli und Bacteroides fragilis produzieren im terminalen Ileum und Colon des Menschen Vitamin K_2.

Funktionen

► Vitamin K spielt eine wesentliche Rolle bei der Blutgerinnung, es aktiviert die Faktoren 2, 7, 9, 10, Protein C und Protein S.

► Vitamin K hat wahrscheinlich auch eine Bedeutung für die Knochenmineralisation.

Absorption und Verteilung

Vitamin K wird durch aktiven Transport in die Mucosazelle des Jejunums aufgenommen. Es gelangt an Chylomikronen gebunden in die Lymphe. In der Leber wird es zu seiner biologisch aktiven Form hydroxyliert.

Mangel

Ein Mangel ist selten ernährungsbedingt, sondern meist Folge von Fettabsorptionsstörungen oder intensiver Antibiotikatherapie.

► Verzögerte Blutgerinnung,
► bei Neugeborenen häufig Hirnblutungen.

Überdosierung

Vitamin K_1 und K_2 sind auch in hohen Dosen für Erwachsene nicht toxisch. Bei Neugeborenen kann Vitamin K in hoher Dosierung eine Hämolyse auslösen.

5.2   Wasserlösliche Vitamine

Zum Bedarf nach DGE s. Tab. 5.2.

Vitamin B_1 – Thiamin

Vorkommen

Thiamin findet sich in Hülsenfrüchten, Kartoffeln und in größerer Konzentration in den Randschichten aller Getreidearten. Bei den tierischen Lebensmitteln vor allen Dingen in Muskelfleisch und ganz besonders im Schweinefleisch.

Tab. 5.2 Bedarf an wasserlöslichen Vitaminen. Nach DGE, Referenzwerte für die Nährstoffzufuhr 2000

Alter	Vitamin B$_1$ mg/Tag m	w	Vitamin B$_2$ mg/Tag m	w	Niacin mg-Äq./Tag m	w	Pyridoxin mg/Tag m	w	Folsäure µg-Äq./Tag	Biotin µg/Tag	Vitamin B$_{12}$ µg/Tag	Vitamin C mg/Tag
Säuglinge												
0 bis unter 1 Monat	0,2		0,3		2		0,1		60	5	0,4	50
1 bis unter 2 Monate	0,2		0,3		2		0,1		60	5	0,4	50
2 bis unter 4 Monate	0,2		0,3		2		0,1		60	5	0,4	50
4 bis unter 6 Monate	0,4		0,4		5		0,3		80	5–10	0,8	55
6 bis unter 12 Monate	0,4		0,4		5		0,3		80	5–10	0,8	55
Kinder												
1 bis unter 4 Jahre	0,6		0,7		7		0,4		200	10–15	1,0	60
4 bis unter 7 Jahre	0,8		0,9		10		0,5		300	10–15	1,5	70
7 bis unter 10 Jahre	1,0		1,1		12		0,7		300	15–20	1,8	80
10 bis unter 13 Jahre	1,2	1,0	1,4	1,2	15	13	1,0		400	20–30	2,0	90
13 bis unter 15 Jahre	1,4	1,1	1,6	1,3	18	15	1,4		400	25–35	3,0	100
Erwachsene												
15 bis unter 19 Jahre	1,3	1,0	1,5	1,2	17	13	1,6	1,2	400	30–60	3,0	100
19 bis unter 25 Jahre	1,3	1,0	1,5	1,2	17	13	1,5	1,2	400	30–60	3,0	100
25 bis unter 51 Jahre	1,2	1,0	1,4	1,2	16	13	1,5	1,2	400	30–60	3,0	100
51 bis unter 65 Jahre	1,1	1,0	1,3	1,2	15	13	1,5	1,2	400	30–60	3,0	100
65 und älter	1,0	1,0	1,2	1,2	13	13	1,4	1,2	400	30–62	3,0	100
Schwangere ab 4. Monat	1,2		1,5		15		1,9		600	30–60	3,5	110
Stillende	1,4		1,6		17		1,9		600	30–60	4,0	150

1 mg Niacin-Äquivalent = 60 mg Tryptophan; 1 µg Folat-Äquivalent = 1 µg Nahrungsfolat = 0,5 µg synthetische Folsäure

5

Funktionen

Beteiligung an Decarboxylierungsreaktionen und Transketolasereaktionen hauptsächlich im Kohlenhydratstoffwechsel.

Absorption

Sowohl durch aktiven Transport als auch passive Diffusion, fettlösliche Thiaminderivate werden konzentrationsabhängig aus dem Darm aufgenommen.

Mangel

Der Thiaminbedarf hängt vom Energiebedarf ab und liegt bei 0,5 mg/1000 kcal Nahrungsenergie/Tag. Er ist erhöht bei starkem Alkoholkonsum, bei Eisenmangel, bei Anämien.

Marginaler Mangel:

➤ Müdigkeit,
➤ Gewichtsverlust,
➤ eventuell Verwirrungszustände.

Klinische Symptome:

➤ Schwäche,
➤ Muskelatrophie,
➤ Gedächtnisverlust,
➤ periphere Neuropathien in den Extremitäten.

Überdosierung

Nicht beobachtet, auch nicht bei therapeutischer Dosierung.

Vitamin B$_2$ – Riboflavin

Vorkommen

In allen tierischen und pflanzlichen Lebensmitteln, außerdem als gelber Lebensmittelfarbstoff in Konserven und Fertiggerichten.

Funktionen

Riboflavin ist Coenzym bei Oxidations- und Reduktionsreaktionen, z.B.:

➤ Elektronentransport,
➤ Fettsäurensynthese und -oxidation,

- Aminosäurenoxidation,
- Monoaminoxidation,
- Xanthinoxidation,
- Glutathionreduktion,
- ATP-Bildung aus Glucose und Fettsäuren.

Absorption
Flavoproteine aus der Nahrung werden im Magen-Darm-Trakt zu Riboflavin gespalten. In niedrigen Konzentrationen ist die Absorption natriumabhängig, höhere Dosen werden durch Diffusion aufgenommen.

Mangel
- Stomatitis und Glossitis,
- Keratitis mit starkem Tränenfluss,
- Vaskularisierung der Cornea.

Überdosierung
Ist nie beobachtet worden.

Vitamin B_6 – Pyridoxin

Es gibt verschiedene 3-Hydroxy-2-Methylpyridine, die alle als Vitamin B_6 bezeichnet werden. Pyridoxal und Pyridoxamin sind genauso wirksam wie Pyridoxin.

Vorkommen
Vitamin B_6 ist allgemein verbreitet. Größere Mengen findet man in Hühner- und Schweinefleisch, Fisch, Kartoffeln und Vollkornprodukten.

Funktionen
- Als Coenzyme bei der Aminosäurensynthese,
- bei der Gluconeogenese,
- im Fettstoffwechsel,
- Stimulierung der humoralen und zellulären Immunantwort.

5

Absorption und Verteilung

Die Absorption erfolgt im gesamten Dünndarm mittels passiver Diffusion, danach Pfortader, Leber und Verteilung in die peripheren Gewebe.

Mangel

Leichter Mangel:

➤ seborrhoische Läsionen im Gesicht,
➤ Glossitis, Dermatitis.

Schwerer Mangel (im Tierversuch):

➤ Wachstumsstörungen,
➤ Muskelatrophie,
➤ Atrophie der Keimdrüsen,
➤ Störungen im Immunsystem.

Ursachen für Pyridoxinmangel sind nicht fehlende Zufuhr, sondern Absorptionsstörungen, Arzneimittelinteraktionen und Alkoholismus.

Überdosierung

Akut werden 4–20 g problemlos vertragen. Eine Zufuhr von 500 mg Pyridoxin pro Tag über Monate äußert sich als Neuropathie oder Dermatitis.

Vitamin B12 – Cobalamin

Cobalamin liegt im Körper in zwei Coenzymformen vor, als 5-Desoxyadenosylcobalamin und als Methylcobalamin.

Vorkommen

In tierischen Produkten, besonders in Innereien, auch in Eiern, Milch, Käse. Bei der bakteriellen Gärung, z.B. bei Sauerkraut, werden geringe Mengen B_{12} gebildet. Hefe (Backhefe, Bierhefe) bildet relativ viel Vitamin B_{12}.

Funktionen

➤ Enzymgebundenes Methylcobalamin funktioniert als Methylgruppenüberträger auf Homocystein. Die Reaktion führt in der Leber zur Bildung von Methionin.

- Vitamin B_{12} ist erforderlich zur Aufnahme von Methylfolat in die Erythrozyten. Bei B_{12}-Mangel tritt eine Anämie auf, die mit der Anämie bei Folsäuremangel identisch ist.
- In Zellen, die sich schnell teilen, wirkt Methyltetrahydrofolat als Methylgruppendonator, Cobalamin als Methylgruppenüberträger. Cobalamin dient hier der Wiederherstellung von aktiver Folsäure.

Absorption und Verteilung

Vitamin B_{12} wird im Magen an den Intrinsic-Faktor aus den Belegzellen der Magenmucosa gebunden. Die Absorption erfolgt im Ileum über einen aktiven Mechanismus. Im Blut wird Vitamin B_{12} an ein Transportprotein gebunden, Transcobalamin. Speicherung in der Leber, die Muskulatur speichert geringere Mengen. Der Gesamtbestand des Körpers liegt bei 3–5 mg. Er reicht für mehrere Jahre.

Mangel

- Megaloblastäre Anämie,
- Perniziöse Anämie bei Mangel an Intrinsic-Factor bei etwa 0,3 % der Bevölkerung.

Überdosierung

Nie beobachtet.

Biotin

Vorkommen

In tierischen und pflanzlichen Nahrungsmitteln, z.B. in Leber und Eigelb, Nüssen, Sojabohnen, Reis und Getreide.

Funktionen

Coenzym von Decarboxylasen.

Absorption und Ausscheidung

Freisetzung aus der Nahrung durch Biotinidase, Absorption im proximalen Dünndarm. Die Biotinausscheidung übersteigt im Allgemeinen die Zufuhr, weil sich im Colon viele biotinproduzierende Mikroorganismen befinden.

Mangel

Biotinmangel beim Menschen wurde nach Zufuhr von viel rohem Eiklar beobachtet, das biotinbindendes Avidin enthält.

- Hautausschlag,
- Schuppenbildung,
- Depression,
- Erschöpfung,
- Muskelschmerzen,
- Hyperästhesien und Parästhesien,
- Alopezie.

Überdosierung

Nicht bekannt.

Folsäure

Vorkommen

Wenig in tierischen Nahrungsmitteln, die Hauptquellen sind Pflanzen, besonders frische Blattgemüse. Große Verluste beim Kochen und Warmhalten.

Funktionen

Die aktive Form ist die 5,6,7,8-Tetrahydrofolsäure.

Essenziell bei der Übertragung von Hydroxymethylgruppen und Formylgruppen und bei der Nukleinsäuresynthese.

Wenn ein Vitamin B_{12}-Mangel besteht, kann nicht genügend biologisch aktivierte Folsäure zur Verfügung gestellt werden, so dass das Vorhandensein von Vitamin B_{12} für die Folsäurewirkung essenziell ist.

Absorption und Verteilung

Absorption im proximalen Dünndarm, der weitere Weg ist Pfortader – Leber. Zum Transport im Blut wird sie an Folatbindungsproteine gebunden. Für die Aufnahme in die peripheren Zellen existiert ein spezielles, in der Zellmembran lokalisiertes Protein. Ausscheidung über die Galle, danach unterliegt Folsäure einem enterohepatischen Kreislauf.

1 µg Folatäquivalent = 1 µg Nahrungsfolat = 0,5 µg synthetische Folsäure.

Mangel

- ▶ Makrozytäre Anämie,
- ▶ verringerte Antikörperbildung,
- ▶ Glossitis,
- ▶ bei Mangel vor und zu Beginn der Schwangerschaft Missbildungen und Entwicklungsstörungen des Fetus wie z.B. der offene Rücken (Spina bifida).

Überdosierung

Nicht bekannt.

Niacin

Niacin ist der Oberbegriff für Nicotinsäure und Nicotinamid. Beide haben Vitaminwirkung und können im Stoffwechsel ineinander überführt werden.

Funktionen

Niacin ist beteiligt

- ▶ an der Fettsäurensynthese und -oxidation,
- ▶ an der oxidativen Phosphorylierung,
- ▶ an der anaeroben Glykolyse.

Absorption und Verteilung

Absorption im Dünndarm, in der Leber Umwandlung in NAD bzw. NADP. Eine Speicherung von Niacin im Organismus ist nicht möglich.

Vorkommen

In tierischen Produkten wie Fleisch und Innereien, weniger in Pflanzen, in Getreide findet sich Nicotinsäure zu über 80% in der Aleuronschicht und geht beim Ausmahlen des Mehls zum größten Teil verloren. Die Ausnutzung des pflanzlichen Niacins ist zudem schlecht, weil es meistens komplex gebunden vorliegt.

Bedarf
Der Bedarf an Niacin ist nicht genau anzugeben, weil Niacin teilweise durch Tryptophan ersetzt werden kann. Die NAD-Synthese z. B. kann aus Tryptophan erfolgen. Dabei benötigt man 60 mg Tryptophan statt 1 mg Nicotinamid.

Mangel
Mangelsymptome sind

- allgemeine Schwäche,
- Müdigkeit,
- Appetitlosigkeit.

Syptome der Avitaminose:

- Dermatitis,
- Diarrhoe,
- Demenz.

Überdosierung
Niacin hat auch in hohen Dosen keine toxischen Effekte.

Vitamin C – Ascorbinsäure

Vorkommen
Wichtigste Quelle neben Zitrusfrüchten und anderem Obst ist bei uns die Kartoffel, Verluste durch Lagerung.

Funktionen
Ascorbinsäure kann über Semidehydroascorbinsäure leicht zu Dehydroascorbinsäure oxidiert werden. Damit liegt ein Redoxsystem vor, denn die Reaktion ist voll reversibel.

Im Organismus ist Ascorbinsäure an vielen Vorgängen beteiligt, z. B.:

- Collagenbiosynthese,
- Cholesterolstoffwechsel (Abbau zu Gallensäure),
- Synthese der Glucocorticoide,
- Überführung von Folsäure in Tetrahydrofolsäure,

- Carnitinbiosynthese,
- Entgiftungsreaktionen mit Cytochrom-P-450,
- Hemmung der Nitrosaminbildung im Magen,
- Eisenabsorption.

Absorption und Ausscheidung

Aktiver Transport im Dünndarm, bei hohen Konzentrationen auch passive Diffusion. Mit steigender Zufuhr sinkt die Absorptionsrate. Bei oraler Einnahme von etwa 200 mg werden etwa 80 Prozent absorbiert, bei 1 g noch 50 Prozent und bei 12 g nur noch 15 Prozent.

Die Ausscheidung erfolgt über den Urin. Wenn Mengen über 3 g eingenommen werden, wird ein großer Teil mit dem Stuhl ausgeschieden.

Mangel

- Skorbut (selten),
- leichte Ermüdbarkeit,
- Schwäche (eventuell Carnitinmangel s.o.),
- Schmerzen der Mundschleimhaut und Zahnfleischschwellung,
- Knochenschmerzen,
- Abnahme des Serumalbumingehalts,
- Der Serumglobulingehalt nimmt geringer ab. Dabei steigt die Anfälligkeit gegenüber Infektionskrankheiten.

Überdosierung

Überdosierung durch Nahrungsmittel ist nicht bekannt. Bei Einnahme von Ascorbinsäure im Grammbereich kommt es gelegentlich zu gastrointestinalen Störungen und Durchfall, möglicherweise zu Oxalatsteinen.

Tab. 5.3 Nahrungsmittel mit hohem Gehalt an einzelnen Vitaminen. Aus Elmadfa, Leitzmann 1999

Vitamin	Gehalt in 100 g Nahrungsmittel
Vit. A	Leber Huhn 1600 µg*; Leber Schwein 5800 µg*; Käse 45% F. i. Tr. 356 µg
β-Carotin	Karotte/Möhre 1000 mg; Spinat 816 mg; Feldsalat 783 mg
Vit. D	Lachs 16 µg; Hering 31 µg; Eigelb 5 µg
Vit. E	Weizenkeimöl 159 mg; Sonnenblumenöl 50 mg; Leinsamen 57 mg
Vit. K	Kohl grüne Blätter 817 µg; Spinat 335 µg; Broccoli 174 mg
Vit. B_2	Hefe 2 mg; Camembert 0,52 mg; Hühnerei 0,35 g
Vit. B_1	Muskelfleisch Schwein 0,9 mg; Huhn Brust 0,7 mg; Haferflocken 0,57
Vit. B_{12}	Leber Schwein 39 µg; Hering/Makrele 8,5 µg; Käse 45% F. i. Tr. 2,2 µg
Folsäure	Rosenkohl frisch 179 µg; Spinat frisch 145 µg; Erbsen grün frisch 159 µg
Niacin	Makrele 7,7 mg; Rindfleisch mager 7,5 mg; Weizenkorn ganz 5,1 mg
Pyridoxin	Weizenkeime 4,0 mg; Rindfleisch mager 0,5; Karotten 0,3
Vit. C	Sanddornbeeren 450 mg; Petersilie roh 166 mg; Orangen 50 mg

* Retinoläquivalent

Tab. 5.4 Einflüsse auf die Verfügbarkeit von Vitaminen. Aus Elmadfa, Leitzmann 1999

Vitamin	Einfluss auf die Verfügbarkeit
Vit. A + β-Carotin	Schlechte Verfügbarkeit bei fettarmer Kost, bei Mangel an Eisen, Zink, Gallensäuren und Protein
Vit. D	Verminderte Verfügbarkeit bei Zöliakie, Morbus Crohn, chronischen Leber- und Nierenschäden, gestörter Fettverdauung
Vit. E	Verminderte Verfügbarkeit bei gestörter Fettverdauung. Langkettige ungesättigte Fettsäuren behindern die Adsorption, mittelkettige gesättigte begünstigen sie
Vit. K	Verminderte Verfügbarkeit bei gestörter Fettverdauung

Tab. 5.4 Einflüsse auf die Verfügbarkeit von Vitaminen (Fortsetzung)

Vitamin	Einfluss auf die Verfügbarkeit
Vit. B_1	Carriervermittelter Transport, hohe Dosen (> 2,5–5 mg) werden nur zum Teil durch passive Diffusion absorbiert
Vit. B_2	Verminderung der Verfügbarkeit durch Komplexbildung mit Metallen, durch hohe Alkoholaufnahme, Antibiotika und Phenothiazine
Vit. B_{12}	Verminderte Verfügbarkeit bei Mangel an intrinsic factor
Folsäure	Carriervermittelte Absorption, gefördert durch Glucose und Galactose
Niacin	Verminderte Verfügbarkeit durch Pyridoxinmangel und bei Gabe von Antibiotika
Pyridoxin	Verminderte Verfügbarkeit bei ballaststoffreicher Nahrung, Erkrankungen des Gastrointestinaltrakts, Einnahme von Isoniazid, Hydralazin und Penicillamin, erhöhter Bedarf bei oraler Kontrazeption
Vit. C	Verfügbarkeit vermindert durch orale Kontrazeptiva, und Sulfonamide, erhöhter Bedarf bei Rauchern.

Literatur

Biesalski, H. K., et al. (1997): Vitamine: Physiologie, Pathophysiologie, Therapie. Georg Thieme Verlag, Stuttgart.
DGE (2000): Referenzwerte für die Nährstoffzufuhr. Umschau Braus Verlagsgesellschaft, Frankfurt am Main.
Elmadfa, I., Leitzmann, C. (1999): Ernährung des Menschen, 3. Aufl. Verlag Eugen Ulmer, Stuttgart.

5

Sekundäre Pflanzenstoffe entfalten eine Vielzahl physiologischer und pharmakologischer Wirkungen, die bis jetzt nur zum Teil bekannt sind.

Grundsätzlich lassen die Beobachtungen den Schluss zu, dass eine an Vollkornprodukten, Obst und Gemüse reiche Ernährung mit einem verminderten Risiko für Tumor- und Herz-Kreislauf-Erkrankungen korreliert. Dosierungsempfehlungen können zurzeit noch nicht gegeben werden, auch steht nicht fest, ob die isolierten Stoffe die erwartete Wirkung entfalten.

Carotinoide

Insgesamt kommen 14 in unserer Ernährung vor, β-Carotin und Lycopin überwiegen. Sie wirken antioxidativ und immunmodulatorisch.

Flavonoide

Flavonoide sind eine Gruppe von 5000 verschiedenen phenolischen Verbindungen mit besonders breiten Wirkungsspektrum. Sie wirken antioxidativ (Atherosklerose, Tumoren), immunmodulatorisch und regulierend auf das Zellwachstum (Tumoren).

Glucosinolate

Ihr enzymatischer Abbau führt zur Bildung schwefelhaltiger Verbindungen, die antikanzerogen wirken.

Monoterpene

Menthol und Limonen greifen regulierend in das Zellwachstum ein und sind somit potenzielle Antikanzerogene.

Tab. 6.1 Beispiele für Wirkungen der sekundären Pflanzeninhaltsstoffe

	Antikanzerogen	Antimikrobiell	Antioxidativ	Antithrombotisch	Immunmodulierend	Entzündungshemmend	Blutdrucksenkend	Cholesterolsenkend	Glucoseregulierend
Carotinoide	+	−	+	−	+	−	−	−	−
Phytosterine	+	−	−	−	−	−	−	+	−
Saponine	+	+	−	−	+	−	−	+	−
Glucosinolate	+	+	−	−	−	−	−	+	−
Polyphenole	+	+	+	+	+	+	+	−	+
Protease-Inhibitoren	+	+	−	−	−	−	−	−	+
Monoterpene	+	−	−	−	−	−	−	−	−
Phytoestrogene	+	+	−	−	−	−	−	−	−
Sulfide	+	+	+	+	+	+	+	+	+
Phytinsäure	+	−	+	−	+	−	−	+	+

Phytoestrogene

Sind Flavonoide und Lignane, die Estrogenrezeptoren binden, aber mit geringerer Wirkung als körpereigene Hormone. Anzunehmen sind Wirkungen auf Brust- und Prostatakrebs, Osteoporose und eventuell Herz-Kreislauf-Erkrankungen.

Proteaseinhibitoren

Hemmen nicht nur menschliche Proteasen, sondern auch tumorspezifische Proteasen, deswegen gelten sie als potenzielle Kanzerogene.

Sulfide

Allicin z.B. wirkt in vitro antimikrobiell, antikanzerogen, antioxidativ und entzündungshemmend und hat wahrscheinlich Einfluss auf Blutdruck und Immunsystem.

Empfehlung

Um mit sekundären Pflanzenstoffen gut versorgt zu sein, empfiehlt sich abwechslungsreich Obst und Gemüse zu essen:

Täglich mindestens:

200 g gegartes Gemüse + 100 g rohes Gemüse + 100 g Salat + 250 g Obst.

Literatur

Watzl, B., Leitzmann, C. (1995): Bioaktive Substanzen in Lebensmitteln. Hippokrates Verlag, Stuttgart.
Metz, G. (2001): Phytamine. Govi Verlag, Eschborn.

6

Nahrungsmittel können von Natur aus Schadstoffe enthalten, die durch geeignete Zubereitung eliminiert werden, die Schadstoffe können aber auch durch Zubereitung, Lagerung oder Umwelteinflüsse in die Nahrung gelangen.

7.1   Toxine, die natürlich in Nahrungsmitteln vorkommen

Goitrogene

Vorkommen
Goitrogene sind kropferzeugende Stoffe in Kohlarten (Gattung Brassica), Rettich, Meerrettich, Gartenkresse, Zwiebeln sowie in Soja und Walnüssen.

Wirkungen
Die so genannten Glucosinolate hemmen den Iodeinbau in die Schilddrüse, verhindern die Oxidation des Iodids zu Iod oder stören die Rückresorption von Thyroxin im enterohepatischen Kreislauf. Die kropferzeugende Wirkung stellt sich beim gesunden Menschen nur nach regelmäßigem Verzehr großer Mengen der oben genannten Nahrungsmittel ein (über 500 g/Tag).

Nitrat

Vorkommen
Viele Pflanzen reichern Nitrat an, dazu gehören Salat, Gurken, Radieschen und Spinat. Besonders hoch ist der Nitratgehalt bei Nitratdüngung und geringer Sonnenbestrahlung (Treibhaus).

Wirkungen

Für Erwachsene ist der Nitratgehalt nicht akut gefährlich. Bei Säuglingen kann es zu Methämoglobinbildung kommen, wenn Nitrat bakteriell zu Nitrit reduziert wird, z. B. beim Warmhalten und Aufwärmen.

Hämagglutinine

Vorkommen

In Bohnen wie Gartenbohnen und Feuerbohnen. Sie enthalten Phasin, ein Lectin.

Wirkungen

Phasin führt zur Agglutination von Erythrozyten. Symptome: blutige Brechdurchfälle, tonische Krämpfe, Hypokaliämie, Schock und eventuell Herzversagen.

Schon 5 bis 6 rohe Bohnen können zu Vergiftungserscheinungen führen. Phasin wird beim Kochen (länger als 20 Min.) zuverlässig zerstört.

Solanin

Vorkommen

Solanin ist ein Glykosid, in den grünen Teilen der Kartoffeln.

Wirkungen

Saponinartig, bei Vergiftungen treten Blutungen im Magen-Darm-Trakt und in der Netzhaut des Auges auf; auch Nierenentzündungen. Ähnlich ist das Glykosid Tomatin in grünen Tomaten. Kinder sind sehr viel empfindlicher als Erwachsene. Beim Kochen der Kartoffeln geht Solanin zum großen Teil ins Kochwasser über.

7.2 Toxine, die beim Verderb von Nahrungsmitteln entstehen

Aflatoxine

Vorkommen
Aflatoxine entstehen in Nahrungsmitteln beim Befall mit Schimmelpilzen, z. B. Aspergillus flavus. Häufig in Pistazien, Erdnüssen und anderen Nüssen.

Wirkungen
Lebertoxisch und kanzerogen. Sie sind hitzestabil und werden durch Kochen nicht zerstört.

Bakterientoxine

Vorkommen und Wirkungen
Endotoxine aus Salmonellen oder Staphylokokken: schwere Brechdurchfälle.

Lactobacillus casei bewirkt in Fisch und Käse starke Histaminbildung aus Histidin. Symptome: Bauchschmerzen, Kopfschmerzen, Übelkeit, Urticaria und Bronchospasmus.

Listerien bewirken Sepsis, Meningitis und Meningoencephalitis. Infektionsquellen sind oft Weichkäse, Hackfleisch, ungenügend gegerillte Steaks und Fertigsalate. Listerien vermehren sich auch bei Kühlschranktemperatur.

Botulinustoxin kann in Konserven vorkommen, wenn nicht strenge Sterilisationsvorschriften eingehalten werden. Die Vergiftung ist heute selten aber sehr gefährlich. Hinweise auf Botulinusbefall sind aufgeblähte Dosen und lose Deckel bei Gläsern. Symptome 8 bis 12 Stunden nach dem Essen: Übelkeit, Akkomodationsstörungen, Schluck- und Sprachstörungen, Blasen- und Darmlähmung, Tod durch Atemlähmung.

7

7.3 Schadstoffe, die durch Zubereitung entstehen

Polyzyklische Kohlenwasserstoffe

Vorkommen
Beim Räuchern und Grillen, besonders auf dem Holzkohlengrill. Die wichtigsten polyzyklischen Kohlenwasserstoffe sind 3,4-Benzpyren, Benzanthracen und Benzfluoren.

Wirkungen
Sie gelten als kanzerogen.

7.4 Schadstoffe aus der Umwelt

Blei

Vorkommen
Industriegift. Ein Großteil des Bleis wird heute über Pflanzen aufgenommen, die auf sauren Böden wachsen.

Wirkungen
Blei wirkt als Blut- und Nervengift. Symptome der chronischen Bleivergiftung sind Anämie und neurologische Symptome. Blei ist plazentagängig, so dass pränatal schon Schäden auftreten können.

Cadmium

Vorkommen
Speisepilze, Weizenkleie, Leinsamen und Innereien. Absorption zu 3–8%.

Wirkungen
Chronische Cadmiumvergiftungen (Aufnahme über 300 μg pro Tag) sind in Japan vorgekommen und zeigen sich als schwere Nierenfunktionsstörungen und Osteomalazie. Cadmium ist nicht plazentagängig, so dass der Fetus nicht gefährdet ist.

Quecksilber

Vorkommen
Quecksilber reichert sich in der Nahrungskette an. Durch Mikroorganismen kann anorganisches, schlecht absorbierbares Quecksilber in gut absorbierbares Methylquecksilber umgewandelt werden.

Wirkungen
Nervengift, Symptome der chronischen Quecksilbervergiftung sind verschiedene neurologische Störungen. Methylquecksilber ist plazentagängig und gefährdet das Nervengewebe und Gehirn des Feten.

Pestizide

Vorkommen
Rückstände auf und in pflanzlicher Nahrung. Organochlor-Insektizide (DDT) sind in Deutschland verboten, kommen aber auf importierter Ware vor. Die Konzentration, auch in der Muttermilch, ist insgesamt rückläufig. Die zugelassenen organischen Phosphate sind biologisch abbaubar, bei korrekter Anwendung gibt es keine Rückstände. Herbizide und Wachstumsregler werden bei Kontrollen fast immer unter den zulässigen Höchstmengen gefunden.

Wirkungen
Bis jetzt keine nachweisbaren Gesundheitsschäden für Menschen. Damit ist allerdings nicht absolut bewiesen, dass von diesen Substanzen keine negativen Effekte ausgehen.

Polychlorierte Biphenyle

Vorkommen
Früher als Isolier- und Kühlmittel und Hydraulikflüssigkeit, heute verboten. Weil sie sehr schwer abbaubar sind, finden sie sich heute noch in der Muttermilch und im Milchfett.

Wirkungen
PCB gelten als kanzerogen und hepatotoxisch.

Literatur

DGE (1996): Ernährungsbericht. Eigenverlag.
Kasper, H. (1996): Ernährungsmedizin und Diätetik, 8. Aufl. Urban u. Schwarzenberg, München.

Der Begriff Novel food (neuartige Lebensmittel) umfasst ein Palette unterschiedlicher Erzeugnisse, obwohl der Verbraucher darunter oft nur gentechnisch veränderte Lebensmittel versteht.

Auf EG-Ebene gibt es die Novel-food-Verordnung, die bestimmt, was unter neuartigen Lebensmitteln zu verstehen ist.

Lebensmittel und Lebensmittelzutaten sind neuartig, wenn sie den folgenden 6 Gruppen zugeteilt werden können.

1. Lebensmittel und Lebensmittelzutaten, die gentechnisch veränderte Organismen enthalten oder aus solchen bestehen.

Hierher gehören z.B. Tomaten, Mais, Raps, sowie Lebensmittel, die gentechnisch veränderte Mikroorganismen (Milchsäurebakterien) enthalten, wie manche Wurstsorten und Joghurt. Auch Hefen in der Back- und Brauindustrie werden gentechnisch verändert, um die Produktqualität oder die Prozessführung zu verbessern.

2. Lebensmittel und Lebensmittelzutaten, die aus gentechnisch veränderten Organismen hergestellt werden, diese aber nicht mehr enthalten.

Hierher gehören Hormone und Enzyme aus gentechnisch veränderten Organismen, z.B. Wachstumshormon aus gentechnisch veränderten Mikroorganismen, das man Kühen gibt, um die Milchproduktion zu verbessern, oder Labferment für die Käseproduktion, nicht aus Kälbermagen, sondern aus gentechnisch veränderten Mikroorganismen gewonnen. In diese Gruppe fallen auch Zucker, Stärken und Öle (Soja, Raps) aus gentechnisch veränderten Pflanzen. Durch die Veränderung wird z.B. Herbizid- oder Virusresistenz erreicht.

3. Lebensmittel und Lebensmittelzutaten, die neue oder gezielt veränderte primäre Molekülstrukturen aufweisen.

Hier finden wir verschiedene Fettersatzstoffe, die entweder nicht natürlich vorkommende Triglyceride von Fettsäuren sind (Caprenin, Salatrim) oder Fettsäureester mit Zuckern oder Zuckeralkoholen (Olestra, Prolestra).

4. Lebensmittel und Lebensmittelzutaten, die aus Mikroorganismen, Pilzen oder Algen bestehen oder aus diesen isoliert worden sind.

Das sind z.B. Algen, Plankton und singel-cell-proteine, die man als Fleischersatz verwenden kann.

5. Lebensmittel und Lebensmittelzutaten, die aus Pflanzen bestehen oder aus Pflanzen oder Tieren isoliert werden, mit Ausnahme der Lebensmittel und Lebensmittelzutaten, die mit Hilfe traditioneller Vermehrungs- und Züchtungsmethoden gewonnen werden und die erfahrungsgemäß als unbedenklich gelten.

Darunter sind Nahrungsmittel zu verstehen, die nach Art oder Zubereitung hier traditionell nicht gegessen werden wie geröstete Heuschrecken, Käferlarven, exotisches Obst, Gemüse und Meeresfrüchte.

6. Lebensmittel und Lebensmittelzutaten, die nach nicht üblichen Verfahren bearbeitet worden sind und hierdurch eine Veränderung in ihrer Zusammensetzung und Struktur erfahren haben, die sich auf ihren Nährwert, ihre Verstoffwechselung oder die Menge an unerwünschten Inhaltsstoffen auswirkt.

Gemeint ist damit, dass traditionelle Lebensmittel nach neuen Methoden bearbeitet werden, z.B. Hochdrucksterilisierverfahren oder Oberflächensterilisierung mit energiereichen Lichtimpulsen.

Geltungsbereich EU

Alle diese Lebensmittel gelten als neuartig, wenn es sie bisher im EU-Raum noch nicht gegeben hat und fallen dann unter die Novel-food-Verordnung.

Es liegt in der Natur der Sache, dass sie irgendwann nicht mehr neu sind, so dass die Verordnung laufend überarbeitet werden muss.

Literatur

DGE (1996): Ernährungsbericht. Eigenverlag.
DGE (2000): Ernährungsbericht. Eigenverlag.

Besondere – alternative – Ernährungsformen sind Kostformen, die von der üblichen Ernährung abweichen. Sie haben nicht nur gesundheitliche Aspekte, sondern auch ökologische, gesellschaftliche und ökonomische, zum Teil auch weltanschauliche.

9.1   Anthroposophische Ernährung

Grundsätzliches

Für Rudolf Steiner (1861–1925) ist die Ernährung Teil seiner anthroposophischen Lehre. Sie soll im Einklang mit der Natur stehen und der Bewusstseinsentwicklung dienen. Die Qualität wird nach dem Gehalt an Bildekräften (Äthern) bewertet.

Nahrungsmittelauswahl

Die Lebensmittelauswahl ist vorwiegend lactovegetabil mit hohem Getreideanteil. Die Lebensmittel sollen aus biologisch-dynamischer Landwirtschaft kommen. Bevorzugt werden einheimisches Obst und Gemüse und Nahrungsmittel der Saison.

Abgelehnte Nahrungsmittel oder Zubereitungsformen

Lebensfeindliche Zubereitungsmethoden wie Gefrieren, Dampfdruckkochen und Pökeln sollen vermieden werden. Nachtschattengewächse werden nicht gegessen.

Beurteilung

Eine ausreichende Nährstoffzufuhr ist gewährleistet, deswegen ist die Kost als Dauerkost geeignet.

9.2 Bircher-Benner-Kost

Grundsätzliches

Bircher-Benner (1867–1939) hat diese Nahrung als Heilnahrung gedacht. Ziele sind Anregung der Darmfunktion und Mobilisierung der Selbstheilungskräfte.

Nahrungsmittelauswahl

Die Ernährung ist ovo-lacto-vegetarisch mit einem hohen Anteil (50 %) an Rohkost. Gemüse und Vollgetreide dürfen schonend erhitzt werden, Lebensmittel aus ökologischer Landwirtschaft werden bevorzugt.

Beurteilung

Die Nahrung nach Bircher-Benner findet immer noch Einsatz als Heilnahrung. Sie ist als Dauerkost geeignet, die Nährstoffzufuhr ist sichergestellt.

9.3 Eversdiät

Grundsätzliches

Der Arzt Josef Evers hat die Diät ursprünglich für Patienten mit multipler Sklerose entwickelt. In der Bearbeitung der Lebensmittel sah er ein Grundübel des Industriezeitalters.

Nahrungsmittelauswahl

Bei der Lebensmittelauswahl wird Fleisch mit einbezogen, obwohl die Kost vorwiegend ovo-lacto-vegetabil ist. Es sollen möglichst naturbelassene Lebensmittel verwendet werden, geringe Mengen an Fisch und Fleisch (von frei laufenden Tieren) sind erlaubt.

Es gibt eine strenge Form der Diät, hier wird ausschließlich Rohkost gegessen, auch rohes Fleisch, daneben gibt es die erweiterte Form der Diät mit 80 % Rohkost und 20 % erhitzten Vollwertnahrungsmitteln.

Abgelehnte Nahrungsmittel oder Zubereitungsformen

Isolierte und raffinierte Lebensmittel, Genussmittel und Lebensmittelzusatzstoffe sind zu meiden.

Beurteilung

In der erweiterten Form ist die Nährstoffzufuhr ausreichend, die Diät ist als Dauerkost geeignet.

9.4   Hay'sche Trennkost

Grundsätzliches

Hay (USA) hat seine Trennkost als Heilnahrung entwickelt, sie sollte der Therapie, aber auch Prävention von Krankheiten dienen.

Nahrungsmittelauswahl

Die Lebensmittelauswahl ist vorwiegend lactovegetabil. Willkürliche Einteilung in basenbildende und säurebildende Nahrung, basenbildend sind Obst, Gemüse und Milch, sie sollen bevorzugt werden.

Die Besonderheit der Hay'schen Trennkost beruht auf einer weitgehend getrennten Aufnahme von Proteinen und Kohlenhydraten.

Die Trennung von Proteinen und Kohlenhydraten gestaltet sich in der Praxis manchmal schwierig und ist wissenschaftlich nicht begründbar.

Abgelehnte Nahrungsmittel oder Zubereitungsformen

Raffinierte und denaturierte Nahrungsmittel sind zu meiden.

Beurteilung

Die Hay'sche Trennkost zeigt positive Effekte z. B. bei der Hypercholesterolämie. Diese Effekte dürften aber nicht dem Prinzip der Trennung sondern

9

der insgesamt ballaststoffreichen, fett-, fleisch- und cholesterolarmen Ernährung zuzuschreiben sein.

Gewichtsabnahme unter Hay'scher Trennkost lässt sich darauf zurückführen, dass weniger gegessen wird. Bei richtiger Durchführung gewährleistet die Hay'sche Trennkost eine ausreichende Nährstoffzufuhr und ist als Dauerkost geeignet.

9.5 Makrobiotik

Grundsätzliches

Begründer Ohsawa (1893–1966) variiert durch Kushi.
Die Grundlage der Makrobiotik bildet das Yin-Yang-Prinzip, die entgegengesetzten Kräfte sollen zu einem dynamischen Gleichgewicht führen.

Nahrungsmittelauswahl

Bei der ursprünglichen Makrobiotik nach Ohsawa werden in der Hauptsache Naturreis, etwas gekochtes Gemüse und Hülsenfrüchte gegessen, dazu Meeresalgen, viel Kochsalz und ein Minimum an Flüssigkeit. Die Lebensmittel werden in Stufen eingeteilt, man fängt bei der untersten Stufe an und strebt nach oben. Ohsawa vertrat die Ansicht, dass der Körper zur Vitamin-C-Synthese erzogen werden könnte und das der Körper eine so genannte Transmutation von Mineralien vornehmen könnte, beispielsweise würde Magnesium zu Calcium.

Die makrobiotische Ernährungsweise nach Kushi ist eine abgewandelte Form der Makrobiotik, die Prinzipien der westlichen alternativen Ernährungsformen übernommen hat.

Abgelehnte Nahrungsmittel oder Zubereitungsformen

Abgelehnt werden von Ohsawa Rohkost, Obst, Kräuter, Milchprodukte und Zucker.

Beurteilung

Die ursprüngliche Makrobiotik von Ohsawa ist eine ungesunde Ernährung und nicht zu empfehlen.

Bei der Ernährungsweise nach Kushi handelt es sich um eine vegane Ernährung mit Pflanzen, die bei uns wachsen. Kritisiert wird von der DGE der geringe Anteil an Milch und Milchprodukten.

Mit dieser makrobiotischen Ernährungsweise ist eine bedarfsgerechte Ernährung für Erwachsene möglich, für Kinder ist die Kost problematisch, es tritt leicht ein Mangel an Calcium, Eisen und Vitamin D auf.

9.6   Vegetarische Ernährung

Grundsätzliches

Der Begriff Vegetarismus leitet sich vom Lateinischen vegetare = leben ab. Er bedeutet zunächst nicht so sehr pflanzliche Kost als vielmehr lebende Kost.

Nahrungsmittelauswahl

Veganer
Ausschließlich Pflanzenkost, abgelehnt werden auch Eier, Milch und Milchprodukte, Honig und Gebrauchsartikel tierischer Herkunft wie z. B. Leder.

Die Rohköstler unter den Veganern lehnen dazu noch jegliche gekochte Nahrung ab.

Lactovegetarier
Pflanzenkost, ergänzt mit Milch und Milchprodukten.

Ovo-Lacto-Vegetarier
Pflanzenkost, zusätzlich Milch, Milchprodukte, Honig und Eier.

Beurteilung

Als Dauerkost absolut geeignet und empfehlenswert, wenn es sich nicht nur um einen einseitige fleischlose Kost (Puddingvegetarier, Teilzeitvegetarier) handelt.

Nährstoffdefizite werden bei strengen Vegetariern in Einzelfällen beobachtet, häufiger bei Kindern. Meistens handelt es sich um Personen, die sich einseitig ernähren.

Calcium

Bei strengen Vegetariern entfallen Milch und Milchprodukte als Calciumquellen. Trotzdem tritt Calciummangel bei Vegetariern selten auf, das hängt mit der Proteinzufuhr zusammen. Bei der üblichen mitteleuropäischen Ernährung liegt die Proteinaufnahme hoch, dadurch wird wesentlich mehr Calcium mit dem Urin ausgeschieden als bei der proteinärmeren Ernährung der Vegetarier.

Eisen

Die Eisenwerte bei Vegetariern liegen durchschnittlich im unteren Normbereich. Die Eisenresorption aus pflanzlicher Nahrung kann verbessert werden durch Meiden von schwarzem Tee und durch reichliche Zufuhr von Vitamin-C-haltigen Lebensmitteln.

Eiweiß

Wenn verschiedene pflanzliche Proteinträger miteinander kombiniert werden, kann die biologische Wertigkeit so verbessert werden, dass kein Proteinmangel auftritt.

Vitamin B_{12}

Vitamin B_{12} bei Vegetariern stammt in der Hauptsache aus mikrobiellen Quellen, z. B. aus fermentierten Gemüsen und milchsauren Produkten. Eine Unterversorgung ist bei richtiger Nahrungsmittelauswahl selten.

9.7   Vollwerternährung

Grundsätzliches

Die Vollwerternährung geht auf Überlegungen von Bircher-Benner und Kollath zurück.

Lebensmittel werden in Wertstufen eingeteilt. Bei der Einteilung in die verschiedenen Wertstufen kommt der ernährungsphysiologischen Qualität die höchste Bedeutung zu, zusätzlich werden ökologische und gesellschaftliche Aspekte berücksichtigt.

Es werden keine Empfehlungen in Form von Zufuhrmengen einzelner Nährstoffe gegeben. Der Anwender kann relativ frei entscheiden, daraus resultiert ein gewisser Erziehungseffekt.

Nahrungsmittelauswahl

Stufe 1

Enthält die sehr empfehlenswerten Lebensmittel.

Hier stehen gekeimtes Getreide, Vollkornschrot, unerhitztes Frischgemüse, unerhitztes frisches Obst, gekeimte blanchierte Hülsenfrüchte, Nüsse, Samen, Ölfrüchte, Vorzugsmilch, Rohmilchprodukte, Rohmilchkäse, Mineralwasser, Kräuter- und Früchtetee, frische Kräuter und Gewürze.

Etwa die Hälfte der zugeführten Nahrung sollte aus diesen Produkten bestehen.

Stufe 2

Enthält empfehlenswerte Lebensmittel.

In Gegensatz zur Stufe 1 dürfen sie erhitzt sein. Stufe 2 sollte die andere Hälfte der zugeführten Nahrung ausmachen. Hier stehen Vollkornprodukte wie Vollkornbrot, -nudeln und -gebäck, erhitztes Gemüse, Gemüsesäfte, Kartoffeln, Obstsäfte, erhitzte Hülsenfrüchte, Butter, Pflanzenmargarine mit ungehärteten Fetten, pasteurisierte Milch, Käse aus pasteurisierter Milch, Fleisch, Eier, Fisch (Verzehr nur ein- bis zweimal wöchentlich), Leitungswasser, Malzkaffee, getrocknete Kräuter und Gewürze, iodiertes Meersalz und iodiertes Speisesalz, unerhitzter Honig und eingeweichtes Trockenobst.

Einige Produkte aus den beiden Gruppen sollten nur sparsam verzehrt werden, so z. B. Nüsse und Samen, Butter, Honig und Salz.

Stufe 3

Enthält weniger empfehlenswerte Lebensmittel.

Sie sollten nur selten verzehrt werden, weil sie stark bearbeitet sind. Hierher gehören Produkte aus Auszugsmehl, geschälter Reis, Gemüsekonserven, Kartoffelprodukte, Obstkonserven, Sojamilch, Tofu, extrahierte, raffinierte Öle, Kokosfett, Schmalz, H-Milch-Produkte, Fleisch- und Wurstwaren, Fischkonserven, Tafelwasser, Bohnenkaffee und schwarzer Tee, Kakao, Bier, Wein, Gewürzextrakte, Meersalz und Kochsalz, erhitzter Honig, Apfel- und Birnendicksaft, Melasse und Zuckerrübensirup.

Stufe 4
Enthält nicht empfehlenswerte Lebensmittel.

Sie sollen nach Möglichkeit gemieden werden, weil sie isolierte Inhaltsstoffe von Lebensmitteln enthalten. Hierher gehören isolierte Ballaststoffe, isolierte Proteine, isolierte Vitamine und Mineralstoffe, Sojakonzentrat, Margarine mit gehärteten Fetten, Kondensmilch, Schmelzkäse, Innereien, Eipulver, Limonaden, Cola und Instantgetränke, Spirituosen, künstliche und isolierte Aromastoffe, Kunsthonig, isolierter Zucker, künstliche Süßstoffe.

Beurteilung
Bei der Vollwerternährung handelt es sich um eine absolut sinnvolle Ernährungsform, die als Dauerernährung empfehlenswert ist.

9.8 Vollwertkost

Grundsätzliches
Vollwertkost und Vollwerternährung sind zwar im allgemeinen Sprachgebrauch identisch, genau genommen ist darunter aber etwas anderes zu verstehen.

Die Vollwertkost gibt im Gegensatz zur Vollwerternährung ziemlich genaue Empfehlungen bezüglich der Lebensmittelauswahl. Die Vollwertkost hat außerdem die Prävention und Therapie verschiedener Krankheiten zum Ziel. Es gibt eine Vollwertkost nach Schnitzer und eine Vollwertkost nach Bruker. Bruker hat sich mit Behauptungen wie, „Weißmehl tötet Ratten", „Atherosklerose ist kein Fettproblem", „Der Choesteringehalt der Nahrung ist belanglos", zum wissenschaftlichen Außenseiter gemacht.

Nahrungsmittelauswahl nach Schnitzer

Normalkost

Schnitzer unterscheidet eine Normalkost und eine Intensivkost.

Bei der Normalkost ist die Lebensmittelauswahl vorwiegend vegetabil mit einem hohen Rohkostanteil. Es sollen bevorzugt Lebensmittel aus anerkannt ökologischer Landwirtschaft gegessen werden, am Tag werden etwa 2200 kcal Energiezufuhr empfohlen, Milch und Ei dürfen in geringen Mengen gegessen werden.

Intensivkost

Die Schnitzer Intensivkost will Krankheiten und Körperfunktionen beeinflussen, unter anderem strebt sie folgende Ziele an:

- Gesundung des gesamten Organismus,
- stabile gesunde Nerven, Vitalität,
- Leistungsfähigkeit und Lebensfreude,
- Normalisierung des Stoffwechsels,
- Schutz vor Infektionskrankheiten,
- natürliche Darmfunktion in wenigen Tagen,
- Normalisierung der Funktionen von Leber, Magen, Galle, Darm und Bauchspeicheldrüse,
- Prävention und Therapie von Rheuma, Herz-, Gefäß- und Kreislauferkrankungen,
- Prävention von Karies und Parodontose,
- leichte Schwangerschaft und Geburt.

Die Lebensmittelauswahl ist dabei vegetabil, es wird bevorzugt Rohkost gegessen, wichtig ist, dass die Lebensmittel nicht behandelt, nach Schnitzer „lebendig" sind.

Die Energiezufuhr ist mit etwa 1500 kcal pro Tag knapp. Die Lebensmittel sollen aus anerkannt ökologischer Landwirtschaft stammen.

Abgelehnte Nahrungsmittel oder Zubereitungsformen

Genussgifte und Suchtgifte sind zu vermeiden. Die Rohkost wird als so genannte „Urnahrung" gewertet.

Beurteilung

Die Normalkost nach Schnitzer ist als Dauerkost möglich.

Bei der Intensivkost kann die ausreichende Nährstoffzufuhr gesichert sein, aber nur bei guter Kenntnis und Zusammenstellung der entsprechenden Nahrungsmittel. Vorübergehend als Heilnahrung ist die Kost geeignet, als Dauerkost ist sie möglich, aber schwierig durchzuführen und sie ist kalorisch knapp.

Nahrungsmittelauswahl nach Bruker

Täglich 3 Esslöffel Frischkornbrei! Die Lebensmittelauswahl ist ovo-lacto-vegetabil, die Lebensmittel sollen bevorzugt aus anerkannt ökologischer Landwirtschaft stammen.

Bruker kennt keine Begrenzung der Kalorienzufuhr, er unterscheidet Lebensmittel und Nahrungsmittel:

➤ Lebensmittel sind lebendige Nahrung,
➤ Nahrungsmittel sind tote Nahrung.

Abgelehnte Nahrungsmittel oder Zubereitungsformen

Genussmittel, isolierte und raffinierte Nahrungsmittel sind zu meiden.

Beurteilung

Für Erwachsene ist die Vollwertkost nach Bruker als Dauerkost geeignet, einige Empfehlungen wie Frischkornmilch für Säuglinge sind abzulehnen.

9.9   Waerland'sche Ernährung

Grundsätzliches

Waerland (Schweden, 1876–1955) strebte mit seiner Ernährungsform Darmreinigung und Stoffwechselumstellung, verstanden als Ausgleich des Säuren-Basenhaushaltes, an.

Nahrungsmittelauswahl

Die Nahrungsmittelauswahl ist lacto-vegetabil, es werden im Wechsel Rohkost- und Getreidemahlzeiten gegessen, Pflanzenöle sparsam, wenig Milcherzeugnisse. Die Flüssigkeitszufuhr soll in Form von Wasser oder Kräutertee erfolgen.

Als Frühgetränk gibt es 1/2 L warme Kartoffel-Gemüse-Brühe, danach werden anschließend 5–10 Minuten Bauchlage im warmen Bett empfohlen.

Abgelehnte Nahrungsmittel oder Zubereitungsformen

Zu meiden sind raffinierte und konzentrierte Nahrungsmittel, Genussmittel, scharfe Gewürze, Salz und Essig.

Beurteilung

Die Ernährung nach Waerland gewährleistet eine ausreichende Nährstoffzufuhr und ist als Dauerkost geeignet.

Literatur

Biesalski, H.K., et al. (1999): Ernährungsmedizin. Georg Thieme Verlag, Stuttgart.
DGE (1998): Richtig essen, vollwertig genießen. Umschau Braus Verlagsgesellschaft, Frankfurt am Main.

9

10 Ernährung in besonderen Situationen

10.1 Ernährung älterer Menschen

10.1.1 Veränderungen im Alter

Eine bedarfsgerechte Ernährung sieht für ältere Menschen anders aus als für junge Erwachsene, unter anderem weil sich im Alter die Körperzusammensetzung und dessen Funktion ändert.

Zu den Änderungen im Alter zählen:

- Abnahme der Muskelmasse, Verminderung des Grundumsatzes,
- Abnahme des Gesamtkörperwassers,
- eventuell Gewichtszunahme,
- insgesamt verlangsamte Verdauung und Absorption,
- reduzierte Kohlenhydrattoleranz,
- weniger Durstempfinden,
- Probleme mit dem Kauen,
- eventuell Krankheiten.

10.1.2 Empfehlungen für die Ernährung älterer Menschen

Nährstoffbedarf im Alter

Der durchschnittliche tägliche Energieverbrauch wird nach DGE (2000) für Männer > 65 J. mit 2000–2800 kcal und für Frauen > 65 J. mit 1600–2300 kcal angegeben (abhängig von der körperlichen Aktivität). Die gesamte Kalorienzufuhr sollte sich aus 13–15 % Eiweiß, 25–30 % Fett und 55–60 % Kohlenhydrate zusammensetzen.

Zu beachten

▶ Zur Anpassung an den verminderten Energiebedarf im Alter sollten Lebensmittel mit hoher Nährstoffdichte bevorzugt werden.

▶ Es sollten ballaststoffreiche Lebensmittel (30 g Ballaststoff/Tag) ausgewählt werden.

▶ Die Fettzufuhr sollte auf max. 30 % beschränkt werden und vorzugsweise durch pflanzliche Fette gedeckt werden.

▶ Eine ausreichende Eiweißzufuhr (Eiweißbedarf pro Tag: 1 g/kgKG) sollte gewährleistet sein.

▶ Am Tag sollte genügend getrunken werden (2,5 L).

▶ Salz möglichst sparsam verwenden.

In Tabelle 10.1 sind entsprechende Lebensmittel aufgelistet.

Tab. 10.1 Übersicht über geeignete und weniger geeignete Lebensmittel.
Aus LAV BW (Hrsg.): Ernährung für ältere Menschen

	Geeignete Nahrungsmittel im Rahmen der Nährstoffmenge	Weniger oder nicht geeignet sind
Fleisch und Wurstwaren	Mageres Fleisch aller Art ohne sichtbares Fett, Schinken und Kassler, kalter Braten, Fleischsülze, Spezialwurstsorten unter 10 % Fett	Innereien (hoher Cholesteringehalt), fettes Fleisch, Speck, handelsübliche fettreiche Wurstsorten
Wild	Alle Arten	
Geflügel	Ohne Haut	Mastgans, Mastente
Fisch und Fischwaren	Magere Sorten Frischfisch, fettreiche Arten nur mäßig, Fischwaren geräuchert, gesäuert oder in Gelee, Konserven ohne Öl oder Sauce	Konserven ohne Deklaration des Nährwertes und der Fettsäuren
Eier	Eiklar (evtl. 1 Eigelb pro Woche im Rahmen der erlaubten Cholesterinmenge)	Eigelb (enthält viel Fett und Cholesterin)
Milch und Milchprodukte	Buttermilch, Magermilch u. -pulver, Magermilchjoghurt, Magerquark, fettarme Käsesorten bis zu 30 % Fett i. Tr.	Fettreiche Milch- u. Käseprodukte (über 30 % Fett i. Tr.)

Tab. 10.1 Übersicht über geeignete und weniger geeignete Lebensmittel (Fortsetzung)

	Geeignete Nahrungsmittel im Rahmen der Nährstoffmenge	Weniger oder nicht geeignet sind
Fette und Öle, bei Übergewicht einschränken	Linolsäurereiche Öle, z. B. Sonnenblumen-, Distel-, Soja- oder Maiskeimöl, ölreiche Spezialmargarine (cremig-weiche Sorten)	Butterschmalz, Schmalz, Talg und Speck, Kokosfett (weißes Speisefett), Konsum-Margarine (hartfeste Sorten)
Gemüse	Alle Arten	
Obst	Alle Arten	
Kartoffeln	Gekochte Kartoffeln, Kartoffelpüree, Klöße u. Ä., Bratkartoffeln, Pommes frites mit linolsäurereichem Öl	Pommes frites, Chips wenn ungeeignete Fette verwendet worden.
Brot und Nährmittel, bei Übergewicht einschränken	Alle Arten, dunkle Brotsorten bevorzugen	
Kuchen und Torten, bei Übergewicht einschränken	Trockene, fettarme Arten, z. B. Hefeteig oder Quark, Ölteig mit linolsäurereichem Öl und ohne Eigelb zubereitet	Fettreiche Arten, z. B. Sahnetorten, Blätterteig, Fettgebackenes
Süßwaren, bei Übergewicht ungeeignet	Marmelade mit wenig Zucker oder mit Süßstoff	Zucker, Süßigkeiten, Bonbons (leere Kalorienträger)
Nüsse, bei Übergewicht ungeeignet	Alle Arten	
Getränke	Alle zuckerarmen Getränke, Kaffee, Tee, Mineralwasser	Süße Limonaden und Colagetränke, konzentrierter Alkohol

Mangelzustände

Aus epidemiologischen Untersuchungen ist bekannt, dass bei einigen Vitaminen und Mineralstoffen häufig Defizite bestehen, ihnen sollte besondere Beachtung geschenkt werden, dazu zählen die Vitamine A, B_1, B_2, B_6, Folsäure, C, D und die Mineralstoffe Ca, Fe, K und Mg. Der Bedarf an Vitaminen und Mineralstoffen kann bei älteren Menschen bei einseitiger Ernährung nicht gedeckt werden. Zudem die Resorption von Vitaminen und Mineralstoffen im Alter erheblich nachlässt. Zu bedenken ist auch, dass Medikamenteneinnahme zu Nährstoffverlusten führen kann (s. Tab. 10.2).

Tab. 10.2 Medikamenteneinnahme und mögliche Vitamin- bzw. Mineralienverluste.
Aus LAV BW (Hrsg.): Ernährung für ältere Menschen

Medikamente	Vitamine/Mineralien
Antacida (Mittel gegen Magen-übersäuerung und Sodbrennen)	Calcium, Eisen, Vitamin B_1
Antibiotika (Penicillin u. Ä.)	Vitamin B_{12}, Folsäure, Kalium, Magnesium
Aspirin	Vitamin C, Folsäure
Schlafmittel	Vitamin C, Calcium und Vitamin D
Diuretika (Mittel zur Wasserausscheidung; auch bei Bluthochdruck)	Vitamine B und C, Calcium, Magnesium, Kalium und Zink
Abführmittel	Kalium, Calcium
Cortison (Hormon der Nebennierenrinde)	Calcium, Kalium

Bei leichten Mangelzuständen kann durch eine Auswahl geeigneter Lebensmittel Abhilfe geschaffen werden (s. Tab. 10.3).

Tab. 10.3 Geeignete Lebensmittel bei den häufigsten Mangelzuständen im Alter.
Aus LAV BW (Hrsg.): Ernährung für ältere Menschen

Vitamin/ Mineralien	Bevorzugte Lebensmittel
A	Fischleberöle, Leber, Milch, Eier, Fette, Gemüse (als Provitamin)
B_1	Fisch, Hefe, Leber, Hülsenfrüchte, Kartoffeln, Vollkornprodukte, Reis, Schweinefleisch
B_2	Eier, Hefe, Leber, Milch, Vollkornprodukte, Seefisch, Spinat, Grünkohl, Kartoffeln
B_6	Bananen, Fleisch, Fische, Getreide, Kartoffeln, Reis, Leber
Folsäure	Fleisch, Gemüse, Milch, Salat, Vollkornprodukte, Sojabohnen, Weizenkeime
C	Früchte, Gemüse, Hagebutten, Paprika, Kartoffeln, Zitrusfrüchte, Johannisbeeren

Tab. 10.3 Geeignete Lebensmittel bei den häufigsten Mangelzuständen im Alter (Fortsetzung)

Vitamin/ Mineralien	Bevorzugte Lebensmittel
D	Fisch, Milch
Ca	Milch, Milchprodukte, Grünkohl, Mandeln
Fe	Fleisch, Fisch, Getreideprodukte, Nüsse, Samen, Gemüse, Eigelb
K	Trockenfrüchte, Hülsenfrüchte, Spinat, Bananen, Broccoli
Mg	Nüsse, Mandeln, Getreide, Gemüse, Hülsenfrüchte

10.2 Ernährung von Schwangeren und Stillenden

Beide Gruppen haben einen erhöhten Nährstoffbedarf, nicht nur weil der Fetus und später der Säugling mit versorgt werden muss, sondern weil sich im mütterlichen Organismus metabolische und physiologische Veränderungen vollziehen.

10.2.1 Empfehlungen für die Schwangerschaft

Veränderungen während der Schwangerschaft

Gesamtkörperwasser und Blutvolumen nehmen zu, die Erythrozytenmenge steigt weniger an als das Blutvolumen. Die Nierenfunktion verändert sich, es werden vermehrt Glucose, Aminosäuren und wasserlösliche Vitamine ausgeschieden. Dabei sinken die Plasmaspiegel von Vit. C, B_1, B_{12} und Folsäure, die von β-Carotin und Vit. E steigen an.

Die Gewichtszunahme erfolgt deutlich etwa ab der 10. Woche. Bis zur Geburt beträgt sie etwa 12,5 kg, davon entfallen auf den Fetus 3,3 kg, Plazenta 650 g, Fruchtwasser 800 g, Vergrößerung des Blutvolumens um 1200 g, der Brust 400 g und der Gebärmutter 900 g.

Empfehlungen DGE vgl. Tabellen in den vorderen Kapiteln (Tab. 2.1, 4.1, 4.2, 5.1 und 5.2).

Energie

Ab dem 4. Schwangerschaftsmonat sollen täglich (nur) 300 kcal mehr gegessen werden. Das bedeutet, dass der Energiebedarf weniger ansteigt als der Nährstoffbedarf, so dass Nahrungsmittel mit hoher Nährstoffdichte gegessen werden müssen. Zu bevorzugen sind frisches Gemüse und Obst, Vollkornprodukte , magere Milch und Milchprodukte, Fisch, mageres Fleisch und Geflügel.

Eiweiß

Der Eiweißbedarf steigt im Lauf der Schwangerschaft an, von 0,6 g/Tag im ersten Viertel bis auf 36,1 g/Tag im letzten Viertel. Zu bevorzugen sind Kombinationen von pflanzlichen und tierischen Proteinen, die gegenseitig ihre Wertigkeit erhöhen.

Fett

Die Fettzufuhr sollte nicht erhöht werden, weil physiologisch in der Schwangerschaft eine Hyperlipidämie besteht. Empfohlen wird wenig Fett von guter Qualität, d.h. mit reichlich essenziellen Fettsäuren (ω-3- und ω-6-Fettsäuren), also Fisch und pflanzliche Öle.

Kohlenhydrate

Kohlenhydrate sollen so gegessen werden, wie sie natürlich vorliegen, sie enthalten dann Ballaststoffe und essenzielle Nährstoffe. Raffinierte Kohlenhydrate, Di- und Monosaccharide sind weniger empfehlenswert.

Mineralstoffe

Calcium, Eisen, Iod und Zink sind als kritisch anzusehen.

Calcium

Empfehlung DGE:1200 mg/Tag. Der Fetus braucht während der Schwangerschaft etwa 30 g Calcium, Steigerung von 7 mg/Tag im ersten Drittel bis 350 mg/Tag im letzten Drittel. Wenn nicht ausreichend Milchprodukte gegessen werden, kann eine Substitution sinnvoll sein.

Eisen

Empfehlung DGE: 30 mg/Tag. Während der gesamten Schwangerschaft werden etwa 100 mg Eisen mehr gebraucht, d. h. es müssen pro Tag 3 mg Eisen mehr absorbiert werden, das ist mit Nahrungsmitteln kaum zu schaffen und macht eventuell Substitution erforderlich.

Iod

Empfohlen werden 230 µg/Tag, eine Substitution kann durchaus sinnvoll sein, da der Bedarf durch die Nahrung (z. B. Seefisch) wahrscheinlich nicht gedeckt werden kann.

Magnesium

Der Magnesiumbedarf ist in der Schwangerschaft nicht erhöht, die empfohlene Zufuhr von 310 mg/Tag sollte aber auf jeden Fall sichergestellt sein.

Zink

Der Zinkspiegel sinkt im Lauf der Schwangerschaft deutlich ab, über die Folgen existieren widersprüchliche Aussagen. Zinkzufuhr von 15 mg/Tag wird empfohlen.

Vitamine

Erfahrungsgemäß kritisch ist die Versorgung mit den Vitaminen A, D, B_6. Bei Vitamin A ist allerdings auch ein zu viel gefährlich (s. Kap. 5.1). Vier Wochen vor bis mindestens vier Wochen nach der Konzeption wird eine Tagesdosis von 0,4 g Folsäure empfohlen. So soll das Risiko eines Neuralrohrdefektes reduziert werden.

10.2.2 Empfehlungen für die Stillzeit

Empfehlungen DGE vgl. Tabellen in den vorderen Kapiteln (Tab. 2.1, 4.1, 4.2, 5.1 und 5.2).

Energie

Täglich 500–650 kcal mehr als vor der Schwangerschaft werden empfohlen, das fördert noch den Abbau der in der Schwangerschaft angelegten Fettdepots.

Nährstoffe

Der Gehalt der Muttermilch an Nährstoffen ist weitgehend unabhängig von der Ernährung der Mutter, das Fettsäurenmuster hängt allerdings vom Fettsäurenmuster der mütterlichen Nahrung ab.

Eiweiß sollte mindestens 65 g/Tag gegessen werden, um einen Eiweißabbau bei der Mutter zu verhindern.

Mineralstoffe

Der Gehalt der Muttermilch an Calcium, Eisen, Phosphat, Magnesium, Natrium und Kalium ist unabhängig von ihrer Ernährung, der Gehalt an Iod hängt von der Konzentration in der mütterlichen Ernährung ab.

Vitamine

Der Vitamingehalt der Muttermilch wird beeinflusst vom Vitamingehalt der mütterlichen Ernährung und den Speichern im mütterlichen Organismus. Dabei besteht die Gefahr der Folsäureverarmung für die Mutter.

Hinweise für Stillende

► Empfohlen wird eine abwechslungsreiche Kost aus pflanzlichen und tierischen Lebensmitteln. Wichtige Bestandteile sind Getreideprodukte, Obst, Gemüse, Milch und Milchprodukte, Kartoffeln, aber auch Fleisch, Seefisch und Eier.

► Tägliche Trinkmenge mindestens 1 L, am besten stellt man sich für jede Stillmahlzeit ein Getränk hin, z. B. Kräuter- oder Früchtetee, Milchbildungstee oder stilles Mineralwasser.

► Fleisch und Fleischerzeugnisse sind gute Eisenlieferanten.

► Die Calciumversorgung wird gesichert durch täglich 1 L Milch oder entsprechende Milchprodukte. Wenn das nicht zu machen ist, sollte auf Calciumpräparate zurückgegriffen werden. Falls das Kind Milchunverträglichkeit zeigt, ist der Kinderarzt zu konsultieren.

► Nicht alles, was der Mutter schmeckt, verträgt das Kind. Vorsicht ist geboten bei blähenden Gemüsen, z. B. Kohlsorten, Zwiebeln, Hülsenfrüchten und sauren Obstsorten z. B. Citrusfrüchten.

► Ein Multivitamin- und Mineralstoffpräparat ist zu empfehlen, wenn die Ernährung Defizite aufweist.

Tab. 10.4 Mehrbedarf beim Stillen

Stoff	Normalbedarf bei Frauen*	Zulage für stillende Mütter*	Zulage ist enthalten in (Mengenbeispiele)
Calcium	900 mg	+ 400 mg	40 g Emmentaler, 350 mL Milch
Eisen	15 mg	+ 5 mg	100 g Schnitzel +50 g Spinat
Iod	200 µg	+ 60 µg	50 g Scholle, 100 g Makrele
Magnesium	300 mg	+ 75 mg	60 g Haferflocken, 200 g Bananen
Vitamin A	0,85 mg	+ 1 mg	200 g Aprikosen, 100 g Möhren
Vitamin D	5 µg	+ 5 µg	100 g Heilbutt, 20 g Hering
Vitamin B_1	1,1 mg	+ 0,6 g	300 g Fenchel, 100 g Hühnerbrust
Folsäure	150 µg	+ 75µg	100 g Brokkoli, 150 g Erdbeeren
Vitamin C	75 mg	+ 50 mg	200 g Honigmelone, 50 g Paprikaschoten

* nach den Empfehlungen der Deutschen Gesellschaft für Ernährung, 1991

10.3 Ernährung im ersten Lebensjahr

10.3.1 Stillen

Stilldauer nach Möglichkeit mindestens ein halbes Jahr. Vorteile des Stillens sind im Folgenden aufgeführt:

Optimale Zusammensetzung der Muttermilch
Arteigenes Eiweiß, Nähr- und Wirkstoffe in ausgewogenem Verhältnis, kombiniert mit Hormonen und Enzymen, die im Verdauungstrakt des Säuglings wirksam werden können.

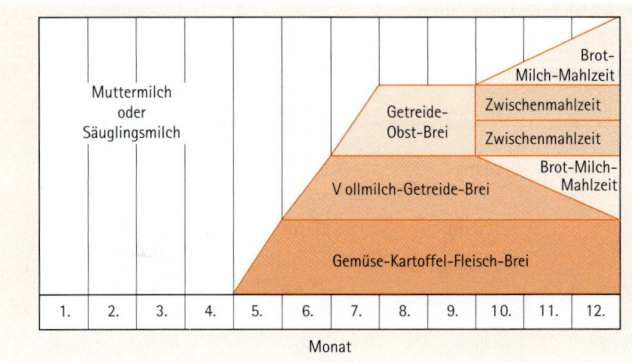

Muttermilch oder Säuglingsmilch									Brot-Milch-Mahlzeit		
Getreide-Obst-Brei				Zwischenmahlzeit		
				Zwischenmahlzeit		
V ollmilch-Getreide-Brei				Brot-Milch-Mahlzeit		
Gemüse-Kartoffel-Fleisch-Brei							

| 1. | 2. | 3. | 4. | 5. | 6. | 7. | 8. | 9. | 10. | 11. | 12. |

Monat

Abb. 10.1 Der Ernährungsplan für das 1. Lebensjahr. Aus Forschungsinstitut für Kinder-ernährung 1996

Die Zusammensetzung ist entsprechend den Bedürfnissen des Kindes wechselnd. Der Gehalt der Milch an Natrium, Eisen, Eiweiß nimmt mit der Zeit zu, der Zinkgehalt ab, der Calciumgehalt bleibt etwa gleich.

Infektionsschutz
Muttermilch enthält Immunglobuline, die über den Magen-Darm-Trakt des Säuglings aufgenommen werden können und einen Schutz gegen Viruser-krankungen (Kinderkrankheiten) gewähren (nur gegen Krankheiten, gegen die die Mutter selbst Antikörper gebildet hat).

Im zweiten Halbjahr werden vermehrt Lysozyme gebildet, in dieser Zeit hat das Kind bereits stärkeren Umwelt- und damit Bakterienkontakt.

Schutz vor Verdauungsstörungen
Gestillte Kinder leiden so gut wie nie an den gefürchteten schweren Ver-dauungsstörungen des Säuglingsalters.

Schutz vor früher Allergisierung
Die Allergieentwicklung wird durch Stillen nicht unbedingt verhindert, aber der Zeitpunkt des Auftretens hinausgeschoben.

Resorptionsförderung
Muttermilch enthält resorptionsfördernde Substanzen für Mineralstoffe.

Wassergehalt
Ein voll und ausreichend gestillter Säugling braucht keine zusätzliche Flüssigkeit in Form von Wasser oder Tee. Ausnahme: er hat Fieber, schwitzt stark oder ist bereits daran gewöhnt.

Überfütterung ist nicht möglich
Der Säugling kann nach Bedarf gestillt werden, er wird dabei nicht überernährt.

10.3.2 Ernährung des Säuglings mit Fertigmilchnahrung

Als ausschließliche Ernährung bis zum 6. Monat empfehlenswert, wenn nicht gestillt werden kann. Anschließend erfolgt die Zugabe von Beikost. Beispiele für Fertigmilchnahrung s. Tab. 10.5.

Säuglingsanfangsnahrungen

Definition
Säuglingsanfangsnahrungen sind Lebensmittel, die für die Ernährung von Säuglingen während der ersten 4–6 Lebensmonate bestimmt sind und für sich allein den Ernährungserfordernissen dieser Personengruppe entsprechen.

Bezeichnungen/Inhaltsstoffe
Pre-Nahrungen enthalten wie die Muttermilch nur Lactose als Kohlenhydrat und sind daher dünnflüssig.
    1-Nahrungen enthalten zusätzlich etwas Stärke (etwa 2 %) und sind sämiger.

Anwendung/Hinweise
Beide sind für die Ernährung im gesamten ersten Lebensjahr geeignet, im zweiten Halbjahr muss Beikost dazu gegeben werden.
    Bei Fütterung mit einer **Pre-Nahrung** so verfahren wie beim Stillen und das Kind nach Belieben füttern. Das ist in der Regel 6 × am Tag, dabei

besteht nicht die Gefahr, dass der Säugling zu dick wird. Unproblematisch ist die gemischte Ernährung mit Muttermilch und adaptierter Milch. Auch hier kann der Säugling nach Belieben gefüttert werden, wenn keinerlei andere Nahrung beigegeben wird.

Bei **1-Nahrungen**, die ein zweites Kohlenhydrat, z.B. Stärke, enthalten, besteht grundsätzlich die Gefahr, dass das Kind dick wird, wenn man ihm zu viel Nahrung gibt. Hier muss streng auf regelmäßigen Stuhlgang und die Entwicklung des Gewichts geachtet werden. Manche Fertigmilchnahrungen für Säuglinge enthalten neben Milchzucker und Stärke noch andere Kohlenhydrate (z.B. Maltodextrine, Saccharose), dies birgt für den Säugling keinen Vorteil. Es sollten Produkte nur mit Milchzucker und Stärke bevorzugt werden.

Ab der 6. Woche ist ein löffelweiser Zusatz von Karotten- oder Obstsaft möglich, aber nicht nötig.

Präparate
Pre-Nahrungen: Aponti Pre, Humana Anfangsmilch Pre, Milumil Pre, Pre Aletemil, Aptamil Pre, Beba Pre, Hipp Pre, Pre Lactana A.

1-Nahrungen: Aletemil 1, Aponti 1, Aptamil 1, Beba 1, Hipp 1, Humana 1, Lactana B, Milumil 1.

Folgenahrungen

Definition
Folgenahrungen, **2-Nahrungen**, sind Lebensmittel für die Ernährung von Säuglingen älter als vier Monate.

Bezeichnungen/Inhaltsstoffe
Außer Milchzucker und Stärke enthalten sie oft noch andere Kohlenhydrate. Als Proteinquelle kann Kuhmilch und Soja dienen. Wurde ausschließlich Kuhmilchprotein verwendet, muss das Wort Milch in der Bezeichnung vorkommen, also **Anfangsmilch(nahrung)** oder **Folgemilch(nahrung).**

Anwendung/Hinweise
Folgemilch kann, muss aber nicht gegeben werden. Sie sind nicht zur ausschließlichen Ernährung geeignet, sondern sind Bestandteil einer Misch-

kost. Die Menge der Nahrung richtet sich nach der Größe und dem Gewicht des Kindes. Der Zusatz von Obstsäften ist möglich, aber nicht nötig.

Präparate
Aletemil 2, Aponti 2, Aptamil 2 und 3, Milumil 2 und 3, Beba 2, Hipp 2/3, Humana Folgemilch 2 und 3, Lactana C.

HA-Säuglingsnahrungen

Definition
HA-Nahrungen sind Nahrungen für allergiegefährdete, nicht gestillte Säuglinge. Sie dienen der Vorbeugung von Allergien. Auch hier gibt es Folgemilch, die dem Kind geben werden kann, aber nicht muss.

Bezeichnungen/Inhaltsstoffe
Das Kuhmilchprotein ist in HA-Nahrungen teilhydrolisiert.

Anwendung/Hinweise
Das teilhydrolisierte Kuhmilchprotein schmeckt leicht bitter. Wenn Säuglinge keinen anderen Geschmack kennen, tolerieren sie das.

Präparate
Aletemil HA 1 und 2, Aponti HA, Aptamil 1, 2 und 3, Beba HA 1 und 2, Hipp HA 1 und HA 2, Humana HA 1 und 2, Lactana HA, Milumil HA 1 und 2.

Hochgradig hydrolysierte Säuglingsnahrungen

Definition
Spezialnahrung bei nachgewiesener Milcheiweißallergie.

Bezeichnungen/Inhaltsstoffe
Das Milcheiweiß ist hochgradig hydrolysiert und verliert somit seine allergenen Eigenschaften.

Anwendung/Hinweise
Die Nahrung schmeckt stark bitter, wenn Säuglinge keinen anderen Geschmack kennen, tolerieren sie das. Die Nahrungen sind nur in Apotheken

10

erhältlich. Nahrungen auf Sojabasis sind meist keine Lösung des Problems: Wenn Säuglinge schon einen Allergie haben, entwickeln sie in den meisten Fällen auch eine Allergie gegen Soja.

Präparate
Milupa Pregomin, Nestle Alfaré, Nutramigen, Pregestimil.

Heilnahrungen

Definition
Heilnahrungen dienen der Behandlung von Durchfällen, in erster Linie beim Säugling.

Bezeichnungen/Inhaltsstoffe
Es gibt verschiedene Überlegungen bei der Formulierung einer Heilnahrung. Fettreduktion ist empfehlenswert, weil Fette bei Durchfall schlecht absorbiert werden. Lactosefreiheit ist erforderlich, weil sich bei Durchfall die Darmzotten (Lactaseproduktion) zurückbilden. Weil Durchfall auch allergischer Natur sein kann, bieten sich HA-Nahrungen an.

Präparate
Heilnahrungen auf Milchbasis, nahezu lactosefrei: Al 110, Bioni, Heilnahrung Humana, Heilnahrung Töpfer, Milupa Heilnahrung.

Milchfreie eiweißhaltige Nahrungen: Alfaré, Humana SL, Milupa Pregomin, Milupa SOM, Nutramigen, Pregestimil.

Milchfreie Heilnahrungen (nur kurzfristig zu geben, sonst Gefahr der Mangelernährung): Aplona (Apfel), Arobon (Johannisbrot), Bessau Reisschleim, Humana Reisschleim, Karottenreisschleim Bessau.

Tab. 10.5 Übersicht über industriell hergestellte Säuglingsmilch (Beispiele)

Anfangsnahrung	Folgemilch		Hypoallergene Nahrung		Spezialnahrung auf Sojabasis	Hochgradig hydrolysierte Nahrung
KH: Lactose	KH: Lactose, Stärke	Folgemilch	Anfangsnahrung	Folgemilch		
Aletemil Pre	Aletemil 1	Aletemil 2 plus*	Aletemil HA 1*	Aletemil HA 2	Humana SL	Milupa Pregomin
Aponti Pre	Aponti 1*	Aponti 2*	Aponti HA*	Aptamil HA 2*	Lactopriv	Nestle Alfaré
Aptamil Pre	Aptamil 1	Aptamil 2/3	Aptamil HA 1	Beba HA 2	Milupa SOM	Nutramigen
Beba Pre	Beba 1	Beba 2	Beba HA Pre/ Beba HA 1*	Hipp HA 2	ProSobee	Pregestimil
Hipp Pre	Hipp 1	Hipp 2/3*	Hipp HA 1*	Humana HA 2*	Sojagen plus	
Humana Pre	Humana 1*	Humana 2*/3*	Humana HA 1*	Milumil HA 2*		
Pre Lactana A	Lactana B*	Lactana C	Lactana HA*			
Milumil Pre	Milumil 1*	Milumil 2*/3*	Milumil HA 1*			

10

* Zusätzlich zu Lactose und Stärke sind noch weitere Kohlenhydrate enthalten.

10.3.3 Gewichtskontrollen

Faustregel
Nach 8–14 Tagen sollte das Geburtsgewicht wieder erreicht, nach einem halben Jahr verdoppelt und nach einem Jahr verdreifacht sein. Bei normaler Entwicklung genügt einmaliges Wiegen in der Woche.

Wachstumsschübe
Erfahrungsgemäß erfolgen im Säuglingsalter Wachstumsschübe zwischen dem 7. und 14. Lebenstag, der 4. und 6. Lebenswoche und dem 3. und 4. Monat, die Kinder haben dann mehr Hunger. Häufigeres Stillen, etwa alle 2 Stunden, ist erforderlich. Die Milchproduktion passt sich dem gesteigerten Bedarf an.

10.3.4 Ernährung mit Beikost

Zeitpunkt der Einführung
Bei Ernährung mit Muttermilch oder industriell hergestellter Säuglingsmilch soll der Einsatz der ersten Breimahlzeit nicht vor dem 5. Monat (18. Woche) und nicht später als zum 7. Monat (27. Woche) erfolgen, vgl. Abb. 10.1. Es wird auf 4 Mahlzeiten umgestellt. Zunächst wird eine Stillmahlzeit durch eine Breimahlzeit ersetzt, die 2. und 3. Breimahlzeit folgen im Abstand von je einem Monat. Die Breie werden mit Vollmilch oder adaptierter Milch zubereitet.

Mögliche Bedenken gehen zu frühen Einsatz von Beikost sind:

- ► frühe Allergisierung,
- ► Entwicklungsphysiologisch ungünstiges Alter für die Fütterung vom Löffel,
- ► überflüssige Steigerung der Energiezufuhr,
- ► Gabe von zu viel Kochsalz,
- ► frühe, unnötige Gabe von Saccharose.

5. Monat: Gemüse-Kartoffel-Fleisch-Brei

Grundsätzliches

Die Einführung der Beikost erfolgt mit reinem Karottenmus. Als nächstes folgt der Karotten-Kartoffel-Brei und allmählich wird dann bis zu 6-mal in der Woche der Karotten-Kartoffel-Fleisch-Brei gefüttert (s. Abb. 10.2). Ab dem 6. Monat kann außer Karotten auch Fenchel, Kohlrabi, Blumenkohl, Brokkoli, Pastinaken und Spinat gegeben werden.

Selbstzubereitung

Bei den Karotten sind Fertigprodukte für Säuglinge (anfangs Frühkarotten) zu bevorzugen, da sie einen kontrolliert niedrigen Nitratgehalt besitzen. Es wird Vitamin-C-haltiger Saft zugegeben, damit das Eisen aus pflanzlichen Lebensmitteln besser verwertet werden kann. Das magere Fleisch wird gekocht und püriert verwendet (s. Abb. 10.2).

Fertigbreie

Für die Auswahl industriell hergestellter Gläschenkost sind folgende Kriterien zu beachten:

▶ Möglichst einfache Zusammensetzung, sie sollte aus Gemüse, Kartoffeln (oder Nudeln oder Reis), Fleisch und Fett bestehen.
▶ Je weniger Zutaten desto besser. Als Orientierung dient das Rezept zur Selbstherstellung (s. Abb. 10.2).
▶ Kein Zuckerzusatz.
▶ Kein Salzzusatz.

6. Monat: Vollmilch-Getreide-Brei

Grundsätzliches

Im 6. Monat wird der Vollmilch-Getreide-Brei eingeführt. Manche Empfehlungen ziehen den Getreide-Obst-Brei vor und verschieben die Einführung des Vollmilch-Getreide-Breis auf den 7. Monat.

Selbstzubereitung

Der Vollmilch-Getreide-Brei wird aus lediglich 3 Zutaten hergestellt: Vollkorngetreide, Vollmilch und Vitamin-C-haltiger Saft. Als Getreide werden Flocken, Grieß oder Fertigpulver aus Vollkorn verwendet. Die Produkte soll-

10

ten ohne Zuckerzusatz und ohne Milch oder Milchbestandteile sein. Als Milch wird Vollmilch mit 3,5 % Fett verwendet, entweder als pasteurisierte Vollmilch oder als H-Milch. Der Zusatz von Vitamin-C-haltigen Säften dient der besseren Eisenausnutzung des Getreides.

Fertigbreie

Sie sind in Pulverform (nur noch Zugabe von heißem Wasser) oder als Gläschenkost im Handel. Bei der Auswahl eines industriell hergestellten Milch-Getreide-Breis ist zu achten auf folgende Punkte:

- ▶ Die Zusammensetzung sollte möglichst einfach sein. Auch hier gilt als Orientierung das Rezept für die Selbstherstellung (s. Abb. 10.2).
- ▶ Es sollten Produkte mit dem Aufdruck „ab dem 6. Monat" verwendet werden, diese können bis zum Ende des 1. Lebensjahres gegeben werden.
- ▶ Der Fertigbrei sollte Iod enthalten.
- ▶ Es sollte kein Zucker und ähnliche Stoffe vorhanden sein (Saccharose, Maltose, Maltodextrin, Glucose, Glucosesirup, Fructose, Honig, Apfel- oder Birnendicksaft) um Karies und einer frühzeitigen Gewöhnung an den süßen Geschmack vorzubeugen.
- ▶ Auf Nüsse, Kakao, Schokolade, Gewürze oder Aromen sollte aus Gründen der Allergievorbeugung ebenso verzichtet werden.

7. Monat: Getreide-Obst-Brei

Grundsätzliches

Im 7. Monat wird der Getreide-Obst-Brei eingeführt, wobei dies im Austausch mit dem Vollmilch-Getreide-Brei auch von manchen Kinderärzten für den 6. Monat empfohlen wird.

Selbstzubereitung

Der Getreide-Obst-Brei wird aus Wasser, Vollkornflocken und Obst unter Beimengung von Butter zubereitet (vgl. Abb. 10.2). Für die Getreideflocken gilt wie beim Vollmilch-Getreide-Brei, dass sie keine Milch und keinen Zuckerzusatz enthalten sollen. Als Obst kann frisches Obst, z. B. Äpfel, Birnen, Pfirsiche, Nektarinen und Aprikosen, zu Obstbrei verarbeitet werden. Es kann aber auch auf Obstbreie in Gläschen zurückgegriffen werden, die möglichst aus wenigen Obstsorten zusammengesetzt und ohne Zuckerzusatz sein sollten. Bananen sollten mit weniger süßem Obst gemischt werden.

Fertigbreie

Die industriell hergestellten Getreide-Obst-Breie sind in Gläschen im Handel.

Bei der Auswahl sind folgende Hinweise wichtig:

- Die Zusammensetzung sollte möglichst einfach sein, als Grundlage dient das Rezept zur Selbstzubereitung eines Getreide-Obst-Breis (s. Abb. 10.2).
- Das Getreide sollte als Vollkorn enthalten sein.
- Es sollte keine Milch oder Milchprodukte (Joghurt, Sahne) zugesetzt sein.
- Es sollte kein Zucker oder ähnliche Kohlenhydrate enthalten sein.
- Auf Zusatz von Gewürzen, Aromen sollte ebenso verzichtet werden.

10.–12. Monat: Einführung der Familienkost

Ab dem 10. Monat sind die meisten Kinder in der Lage Nahrung zu kauen, dies muss gefördert werden.

Bei der Einführung der Familienkost (s. Abb. 10.2) ist auf Folgendes zu achten:

- Aus den 4 Mahlzeiten des 5.–9. Monats werden nun 3 Haupt- und 2 Zwischenmahlzeiten.
- Die Milch sollte nun aus der Tasse getrunken werden, dazu wird Brot gegessen.
- Der Gemüse-Kartoffel-Fleisch-Brei wird nur noch zerdrückt, nicht mehr püriert.
- Der Vollmilch-Getreide-Brei wird durch ein Abendessen aus Brot, Milch und Obst ersetzt.
- Der Obst-Getreide-Brei wird in 2 Zwischenmahlzeiten umgewandelt. Diese bestehen aus Brot oder Getreideflocken und Obst, Obstsaft oder Gemüserohkost.
- Vorsicht ist geboten bei sehr kleinen, harten Lebensmitteln wie Nüssen, die beim Verschlucken in die Luftröhre gelangen können.
- Auf fettes Fleisch, fette Wurst oder in Fett gebackene Lebensmittel sollte verzichtet werden.
- Es sollte möglichst sparsam gesalzen werden.
- Stark blähende Lebensmittel (z. B. Linsen, Erbsen usw.) müssen vorsichtig verwendet werden.

10

Abb. 10.2 Tagespläne/Rezepte für den 5.–12. Monat. Nach: Forschungsinstitut für Kinderernährung 1996

5. Monat

1. Mahlzeit
nach Bedarf: Muttermilch oder Säuglingsmilchnahrung (etwa 200 mL)

2. Mahlzeit
Gemüse-Kartoffel-Fleisch-Brei
(6 × pro Woche):
- 90 g Karotten (Gläschen)
- 40 g Kartoffeln
- 30 g Obstsaft* oder Wasser
- 20 g Fleisch, mager
- 10 g Fett (3 × Butter, 3 × Sojaöl pro Woche)

Gemüse-Kartoffel-Brei
(1 × pro Woche):
- 100 g Karotten (Gläschen)
- 50 g Kartoffeln
- 30 g Obstsaft* oder Wasser
- 10 g Butter

3. und 4. Mahlzeit
nach Bedarf: Muttermilch oder Säuglingsmilchnahrung (pro Mahlzeit etwa 200 mL)

6. Monat

1. Mahlzeit
nach Bedarf: Muttermilch oder Säuglingsmilchnahrung (etwa 220 mL)

2. Mahlzeit
Gemüse-Kartoffel-Fleisch-Brei:
- 90 g Gemüse
- 40 g Kartoffeln
- 30 g Obstsaft* oder Wasser
- 25 g Fleisch (evtl. 1 × pro Woche 1 Eigelb**)
- 10 g Fett (4 × Butter, 3 × Sojaöl pro Woche)

3. Mahlzeit
nach Bedarf: Muttermilch oder Säuglingsmilchnahrung (etwa 220 mL)

4. Mahlzeit
Vollmilch-Getreide-Brei:
- 200 mL Vollmilch, 3,5 % Fett
- 20 g Vollkorngetreideflocken
- 20 g Obstsaft*

7.–9. Monat

1. Mahlzeit
nach Bedarf: Muttermilch oder Säuglingsmilchnahrung (etwa 240 mL)

2. Mahlzeit
Gemüse-Kartoffel-Fleisch-Brei:
- 100 g Gemüse
- 50 g Kartoffeln
- 30 g Obstsaft* oder Wasser
- 30 g Fleisch (evtl. 1 × pro Woche 1 Eigelb**)
- 10 g Sojaöl

3. Mahlzeit
Getreide-Obst-Brei:
- 20 g Vollkorngetreideflocken
- 90 g Wasser
- 100 g Obst der Jahreszeit
- 5 g Butter

4. Mahlzeit
Vollmilch-Getreide-Brei:
- 200 mL Vollmilch, 3,5 % Fett
- 20 g Vollkorngetreideflocken
- 20 g Obstsaft*

Abb. 10.2 Tagespläne/Rezepte für den 5.–12. Monat (Fortsetzung)

10.–12. Monat

1. Mahlzeit
Brot und Milch (3 × pro Woche):
- 25 g   Brot***
- 5 g   Margarine
- 150 mL Vollmilch, 3,5 % Fett

Flaschenmahlzeit (4 × pro Woche):
etwa 250 mL Säuglingsmilchnahrung

2. Mahlzeit (Zwischenmahlzeit)
aus den 5 Vorschlägen abwechselnd
auswählen
- 25 g   Brot***
- 5 g   Margarine
- 50 g   Obstsaft, mind. 1 : 1 verdünnt
  mit Wasser

- 10 g   Getreideflocken
- 50 g   Obst der Jahreszeit
- 20 g   Orangensaft, mind. 1 : 1 verdünnt mit Wasser

- 25 g   Weizenschrotbrötchen***
- 50 g   Obst der Jahreszeit

- 10 g   Vollkornzwieback oder Voll-
  kornkeks***
- 50 g   Obstsaft, mind. 1 : 1 verdünnt
  mit Wasser

- 10 g   Knäckebrot***
- 100 g Obst der Jahreszeit

Getränke:
Zusätzlich werden zu den Mahlzeiten
und nach Bedarf auch zwischendurch
zuckerfreie Getränke, z. B. Trinkwasser,
stilles Mineralwasser, Früchte- oder
Kräutertee gegeben.

3. Mahlzeit
Gemüse-Kartoffel-Fleisch-Brei:
- 100 g Gemüse
- 60 g   Kartoffeln
- 45 g   Obstsaft* oder Wasser
- 35 g   Fleisch (evtl. 1 × pro Woche
  1 Eigelb**)
- 10 g   Sojaöl

4. Mahlzeit (Zwischenmahlzeit)
wie 2. Mahlzeit

5. Mahlzeit
Vollmilch-Getreide-Brei (4 × pro
Woche):
- 200 mL Vollmilch, 3,5 % Fett
- 20 g   Getreideflocken
- 20 g   Obst der Jahreszeit oder
  Obstsaft*

Brot und Milch (3 × pro Woche):
aus den 3 Vorschlägen abwechselnd
auswählen

- 25 g   Milchbrötchen***
- 25 g   geriebene Karotten
- 25 g   geriebener Apfel
- 150 g Vollmilch, 3,5 % Fett

- 25 g   Weizenvollkornbrötchen***
- 5 g   Frischkäse
- 50 g   Obst der Jahreszeit
- 150 g Vollmilch, 3,5 % Fett

- 25 g   Brot***
- 5 g   Margarine
- 50 g   Obst der Jahreszeit
- 150 g Vollmilch, 3,5 % Fett

* Wird Orangensaft nicht vertragen, kann ein anderer Vitamin-C-reicher Saft (mind. 40 mg
  Vitamin C/L) verwendet werden.
** Um Salmonelleninfektionen zu vermeiden, muss der Brei mit dem Eigelb nochmals auf-
  gekocht werden.
*** Etwa 50 % der täglichen Brotmenge als feines Vollkornbrot, z. B. Weizenvollkornbrot

10.3.5   Mögliche Ernährungsfehler im ersten Lebensjahr

Zum Nährstoffbedarf von Säuglingen siehe Tabellen 2.1, 4.1, 4.2, 5.1, 5.2.

Fehler beim Stillen

Beim Stillen kann eigentlich hinsichtlich der Ernährung nichts falsch gemacht werden. Wenn die Mutter gesund ist und das Kind ausreichend an Gewicht zunimmt, ist es richtig ernährt – und es ist für die ersten 5 Monate auch ausreichend ernährt.

Fehler bei Fütterung mit Fertigmilchnahrung

Bei der Verwendung von Fertigmilchnahrungen werden aus Unkenntnis oder guter Absicht Fehler gemacht, die bei dem Säugling zu Beschwerden, wenn nicht gar Krankheiten führen können.

Konzentration zu hoch
Fehler: Das Milchpulver wird entsprechend der Gebrauchsanweisung verdünnt und dann noch ein Löffel zugegeben.

Gründe: Die Milch wird für zu dünn gehalten. Es wird angenommen, dass durch die dickere Milch das Kind länger satt wäre, das Kind besser zunehmen würde und ein dünnflüssiger Stuhlgang fester würde.

Hinweis: Vor solchen Experimenten muss streng gewarnt werden. Durch die hyperosmolare Lösung werden die Nieren des Säuglings sehr belastet. Das Kind wird nach der Mahlzeit unruhig sein und Durst haben, schließlich fängt es an zu schreien. In dem Glauben es wäre noch nicht satt, wird ihm noch mehr Milch gegeben.

Konzentration zu niedrig
Fehler: Zu dünne, das heißt zu wässrige Milch.

Gründe: Falsch gerechnet, falsch verstanden.

Hinweis: Da der Magen nur ein begrenztes Fassungsvermögen hat bzw. die Menge der angesetzten Milchnahrung vorgegeben ist, wird das Kind damit zwangsläufig unterernährt.

Zusätze zur Flaschennahrung

Fehler: Zusatz verschiedener Kohlenhydrate, die die Viskosität erhöhen.

Gründe: Eine längere Sättigung soll erreicht werden.

Hinweis: Es ist noch nicht endgültig geklärt, ob Säuglinge dann wirklich länger satt sind. Wenn andickende Kohlenhydrate, z. B. Schmelzflocken oder Stärke verwendet werden, muss entweder weniger Milchpulver pro Flasche verwendet werden oder mehr Wasser zugegeben werden, sonst stimmt der Wassergehalt nicht.

Im ersten Fall wird eine Nahrung hergestellt, die zu viel Kohlenhydrate und zu wenig Eiweiß enthält, im zweiten Fall trinkt das Kind nicht die ganze Flasche, erhält also auch zu wenig Eiweiß, oder es trinkt sie, dann erhält es zu viel Energie und bekommt schließlich Übergewicht.

Mangelhafte Hygiene

Fehler: Unsaubere Herstellung.

Gründe: Unwissenheit.

Hinweis: Bei der Zubereitung von Fertigmilchnahrung für Säuglinge muss streng auf Sauberkeit geachtet werden. Am besten wird jede Flasche erst kurz vor Gebrauch zubereitet.

Das Sterilisieren der Flaschen und Sauger, ebenso das Waschen der Hände vor dem Füttern sollte selbstverständlich sein. Die Flaschen werden auch nicht zusammen mit dem übrigen Geschirr gespült, sondern extra, am besten in der Spülmaschine.

Fehler bei der Ernährung ab dem 6. Monat

Milchnährschaden

Fehler: Die Säuglinge werden zu lange ausschließlich mit Milch ernährt, dadurch entsteht ein absoluter oder relativer Kohlenhydratmangel.

Symptome: Ältere Säuglinge zeigen Muskelschlaffheit und Bewegungsunlust, im Extremfall mündet die Fehlernährung in Blutarmut und Immunschwäche. So ein Schaden tritt auf, wenn Muttermilch auch im zweiten Halbjahr als alleinige Nahrung eingesetzt wird, oder wenn statt Muttermilch jetzt ausschließlich Vollmilch und nichts anderes dazu geben wird.

10

Hinweis: Ein Säugling im zweiten Halbjahr sollte etwa 650 g Milch pro Tag bekommen, die restliche Energie sollte in Form von Kohlenhydraten gegeben werden, z. B. Getreideflocken, Stärke, Brot, Kartoffeln.

Mehlnährschaden

Fehler: Die Kinder werden zu früh und zu reichlich mit Mehl-, Grieß- und Stärkebreien gefüttert, später mit Zwieback, Brötchen, Keksen und Toastbrot.

Symptome: Die Kinder sind zu dick, aufgeschwemmt durch Wassereinlagerung im Gewebe, wenig widerstandsfähig. Es liegt ein Eiweißmangel bei gleichzeitiger Überfütterung mit Kohlenhydraten vor. Früher war wohl oft Armut ein Grund für eine solche Ernährung, heute ist es Unwissenheit.

Hinweis: Diese Ernährung ist oft mit einem Vitaminmangel verbunden, weil nur leere Kalorien gegeben werden.

Süßigkeiten

Fehler: Dauerndes Lutschen und Kauen von Süßigkeiten zwischen den Mahlzeiten und ständiges Nuckeln von gesüßtem Tee oder Fruchtsäften.

Symptome: Süßigkeiten sind kariesfördernd, deshalb sollen sie so selten wie möglich konsumiert werden.

Hinweis: Süßigkeiten lösen nicht nur direkte Schäden wie Karies aus, sondern sie enthalten regelmäßig keine Vitamine oder andere Wirkstoffe, die zu einer guten Ernährung gehören.

Kochsalz

Fehler: Nachsalzen von Fertignahrungen, salzen von selbst hergestellter Säuglingsnahrung.

Symptome: Die Säuglingsniere wird durch Kochsalz stark belastet.

Hinweis: Säuglingsnahrung aus Gläschen ist salzarm und für Säuglinge gut geeignet, auch wenn sie Erwachsenen , fad' schmeckt. Säuglinge brauchen kein zusätzliches Kochsalz in der Nahrung.

Literatur

Forschungsinstitut für Kinderernährung (1996): Empfehlungen für die Ernährung von Säuglingen. Dortmund.
Publikationen der DGE zur Ernährung in verschiedenen Altersstufen, zu beziehen über Info-Service DGE, Tel. 0 64 75–9 14 30.
Informationen http://www.dge.de/pages/navigation/publikationen/alter.htm

10.4   Ernährung von Sportlern

Bei einzelnen Sportarten ist von einem unterschiedlichen Nährstoff- und Energiebedarf auszugehen. Dabei ist der Grundumsatz steigerungsfähig durch Vermehrung der Gesamtmuskelmasse. Der Gesamtumsatz wird wesentlich durch den Leistungsumsatz bestimmt, und der kann stark variieren.

10.4.1   Energiegewinnung bei verschiedenen Sportarten

Die Energie für die sportliche Leistung kann gewonnen werden aus:

- ▶ Zerfall von Kreatinphosphat, das liefert Energie für 6–8 s
  bei Schnellkraftsport wie Sprint bis 75 m, Springen.
- ▶ Zerfall von Kreatinphosphat (6–8 s) und anerober Glykolyse (40–50 s) bei Kraftsportarten wie Gewichtheben, Wurf- und Stoßdisziplinen.
- ▶ aerober Glykolyse und nach 30–60 Min. aus Fettsäurenoxidation bei Ausdauersport wie Schwimmen, Rad fahren, Langstreckenlauf, Ski alpin, aber auch Handball und Fußball.

10.4.2   Empfehlungen für Sportler

Der Bedarf an einzelnen Nährstoffen kann bei Sportlern erhöht sein, das gilt allerdings weniger für Freizeitsportler, eher für Leistungssportler. Empfohlene Zwischenmahlzeiten s. Tab. 10.6.

Eiweiß

- ▶ Erhöhter Bedarf in der Phase des Muskelaufbaus, wichtig für Kraftsportler.
- ▶ Nicht mehr als 2 g Eiweiß pro kgKG wegen der starken Nierenbelastung.

10

Tab. 10.6 Empfehlenswerte Zwischenmahlzeiten für Sportler. Aus Institut für Sport-ernährung, Bad Nauheim

	Apfel	Banane	Joghurt mit Haferflocken	Milchschnitte	Quark mit Früchten	Schokoriegel	Sportriegel	Trockenkuchen	Vollkornbrötchen mit Käse 30 % Fett
Ausdauersport wie Wandern, Rad fahren, Langstreckenlauf	–	++	++	+	+	+	–	+	+
Kraftausdauersport wie Aerobic, Rudern, Schwimmen	–	+	++	++	+	+	+	+	+
Kraftsport wie Body-building, Stoß- und Wurf-disziplinen	+	+	++	++	+	–	++	+	++
Schnellkraftsport wie Fechten, Sprint, Turnen	+	++	+	++	–	+	+	–	–
Kampfsport wie Boxen, Judo, Karate	+	++	+	+	–	–	+	–	–
Spielsport wie Basketball, Fußball, Tennis	+	++	++	++	+	–	–	–	+

Symbole: – wenig empfehlenswert, + empfehlenswert, ++ sehr empfehlenswert

▶ Bei tierischem Eiweiß an Begleitstoffe wie Purine und Cholesterol denken.
▶ Ausdauersportler benötigen Eiweiß zur Regeneration verletzter Muskel-fasern.

Fett

Fett liefert die selbe Energiemenge wie Kohlenhydrate bei kleinerem Volu-men. Fett wird außerdem vom Körper gespeichert und kann lange Zeit zur Energielieferung herangezogen werden. Nachteilig ist, dass die Fettverbren-nung bei körperlicher Belastung nicht sofort anfängt, es werden erst die Glykogenspeicher geleert.

Sportler müssen keine große Fettreserven haben, sondern in der Lage sein, Fett schneller zu mobilisieren, das geht durch Training.

Kohlenhydrate

Aus Kohlenhydraten entsteht pro Mol verbrauchtem Sauerstoff mehr ATP als aus Fett, das ist für Sportler von Bedeutung. Empfohlen werden 50–55 % der Nahrungsenergie als Kohlenhydrate, Steigerung auf 70 % kann gelegentlich erforderlich sein.

Traubenzucker und niedermolekulare Kohlenhydrate sind schnelle Energiespender, aber mit hoher Osmolarität. 5 g Glucose brauchen 100 mL Wasser, d. h. es muss ausreichend getrunken werden. Polysaccharide belasten den Wasserhaushalt weniger und haben einen Depoteffekt.

Glykogenspeicher auffüllen

Wenn vor sportlichen Leistungen die Glykogenspeicher optimal gefüllt sind, erzielt man bessere Ausdauerleistungen. Die Glykogenspeicher vergrößern sich mit dem Glykogengehalt der Nahrung und körperlicher Anstrengung. Maximale Auffüllung wird erreicht durch Kohlenhydratgabe nach völliger Entleerung der Speicher durch Training.

Mineralstoffe und Wasser

Calcium

Sportler haben keinen höheren Bedarf, ausgenommen Sportlerinnen mit Estrogenmangel (Amenorrhoe).

Eisen

Bei vielen Sportlern, besonders Mittel- und Langstreckenläufern, stellt man niedrige Eisenwerte fest. Empfohlen wird eine ausgewogene Ernährung, keine Eisenmedikation.

Kalium

Bester Schutz vor Kaliumverlust ist eine kohlenhydratreiche Ernährung, zusätzliche Kaliumgabe ist bei Hobby- und Freizeitsportlern entbehrlich, wenn sie ausgewogen ernährt sind.

Magnesium
Beschwerden durch Magnesiummangel kommen häufiger vor, eventuell substituieren.

Natrium
Die Gefahr eines Natriummangels besteht nur in Extremsituationen und bei hohen Außentemperaturen, hier können Kochsalzgaben erforderlich werden.

Zink
Zinkmangel wird beobachtet, die Situation ist ähnlich wie bei Magnesium.

Wasser
Isotonische Getränke erhöhen die Wasserabsorption und sind reinem Leitungswasser, Tee, Limonade und Colagetränken vorzuziehen.

Sinnvoll ist ein Kohlenhydratzusatz, weil Glykogen Kalium bindet, und bei Glykogenentspeicherung Kalium ausgeschieden wird.

Kühle Getränke werden schneller aus dem Magen entleert als warme.

Vitamine
Bei einigen Vitaminen besteht belastungsabhängig ein erhöhter Bedarf.

Vitamin C
Ein erhöhter Bedarf wird vermutet, zudem verbessert Vit. C die Eisenabsorption, Empfehlung 500 mg/Tag.

Niacin
Die Versorgung kann kritisch sein, der Bedarf (geschätzt 30 mg bei Ausdauersportlern) ist aber leicht durch Tryptophan zu decken.

Pyridoxin
Abhängig vom Proteingehalt der Nahrung: 0,02 mg pro g Nahrungsprotein.

Riboflavin
Der Bedarf beträgt 0,6 mg pro 1000 kcal Nahrungsenergie. Bei hohem Gesamtenergieumsatz kann die Versorgung kritisch sein.

Thiamin

Abhängig vom Kohlenhydratgehalt der Nahrung: 0,5 mg auf 1000 kcal Nahrungsenergie, hier kann Substitution nötig werden.

10.5 Bilanzierte Diäten

Grundsätzliches

Definierte bilanzierte Diäten enthalten ein homogenes Nährstoffangebot, das keiner küchentechnischen Bearbeitung mehr bedarf. Sie sind standardisiert und auf einen bestimmten Verwendungszweck hin bilanziert.

Vollbilanzierte Diäten eignen sich zur ausschließlichen Ernährung bei normalem Stoffwechsel, aber auch als Zusatzernährung zur Normalkost. Für die enterale Applikation werden Formuladiäten und Elementardiäten unterschieden.

Formuladiäten

Formuladiäten (nährstoffdefinierte Diäten, NDD) sind nährstoffdefiniert und enthalten vorwiegend hochmolekulare Bestandteile, also Polysaccharide und Proteine neben Triglyceriden. Vollständig bilanzierte Diäten garantieren eine ausreichende Versorgung mit Nährstoffen, Vitaminen, Mineralien und Spurenelementen über praktisch unbegrenzte Zeit.

Ergänzende bilanzierte Diäten enthalten Formulierungen für bestimmte Krankheiten oder Stoffwechselstörungen.

Elementardiäten

Elementardiäten (chemisch definierte Diäten, CDD) sind chemisch definiert und enthalten vorzugsweise niedermolekulare Bestandteile, also freie Aminosäuren oder definierte Oligopeptide, Disaccharide (Maltose) und Dextrin, dazu Fette und eventuell MCT. Chemisch definierte Diäten haben einen schlechten Geschmack. Sie werden als Sondennahrung bei eingeschränkter Verdauungsleistung eingesetzt, die Applikation erfolgt dann in den Magen oder Zwölffingerdarm.

Tab. 10.7 Zusammensetzung bilanzierter Diäten

Präparat	NDD ohne Ballaststoff	NDD mit Ballaststoff	Hoch kalorisch ohne Ballaststoff	Hoch kalorisch mit Ballaststoff g/100 mL	CDD	Niederkalorisch	Brennwert kcal/mL	Trink/Sonde	MCT % des Fettanteils	Hersteller
Bioplus	–	–	–	2,25	–	–	1,5	T	–	Pfrimmer Nutricia
Biosorb Energie neutral	–	–	+	–	–	–	1,5	S	–	Pfrimmer Nutricia
Biosorb Energie div. Geschmack	–	–	+	–	–	–	1,5	S	–	Pfrimmer Nutricia
Biosorb Sonde neutral	+	–	–	–	–	–	1,0	S	–	Pfrimmer Nutricia
Biosorb Drink div. Geschmack	+	–	–	–	–	–	1,0	T	–	Pfrimmer Nutricia
Biosorb multifibre	–	1,5	–	–	–	–	1,0	S	–	Pfrimmer Nutricia
Biosorbin MCT	+	–	–	–	–	–	1,0	S	75	Pfrimmer Nutricia
Clinutren 1,5	–	–	+	–	–	–	1,5	T	–	Nestle
Clinutren Soup div.	–	2,0	–	–	–	–	1,0	T	–	Nestle
Enrich Vanille + andere	–	1,36	–	–	–	–	1,0	(S) T	–	Abbott
Ensure neutral	+	–	–	–	–	–	1,0	S	–	Abbott
Ensure div. Geschmack	+	–	–	–	–	–	1,0	T	–	Abbott
Ensure plus Vanille	–	–	+	–	–	–	1,5	S	–	Abbott
Ensure plus div. Geschmack	–	–	+	–	–	–	1,5	T	–	Abbott

Tab. 10.7 Zusammensetzung bilanzierter Diäten (Fortsetzung)

Präparat	NDD ohne Ballaststoff	NDD mit Ballaststoff	Hoch kalorisch ohne Ballaststoff	Hoch kalorisch mit Ballaststoff g/100 mL	CDD	Niederkalorisch	Brennwert kcal/mL	Trink/Sonde	MCT % des Fettanteils	Hersteller
Fresenius Energan plus Sonde neutral	–	–	–	2,0	–	–	1,5	S	33	Fresenius
Fresenius Energan plus div. Geschmack	–	–	–	2,5	–	–	1,5	T	33	Fresenius
Fresenius Energan div. Geschmack	–	–	+	–	–	–	1,5	T	–	Fresenius
Fresubin 750 MCT	+	–	+	–	–	–	1,5	S	60	Fresenius
Fresubin neutral	+	–	–	–	–	–	1,0	S	–	Fresenius
Fresubin div. Geschmack	+	–	–	–	–	–	1,0	T	–	Fresenius
Fresubin plus	–	1,0	–	–	–	–	1,0	S	–	Fresenius
Nutricomp MCT neutral	–	–	+	–	–	–	1,5	S	60	Braun
Nutricomp peptid	–	–	–	–	+	–	1,0	S	52	Braun
Nutricomp standard +Ballastst. neutral	–	1,5	–	–	–	–	1,0	S	15	Braun
Nutricomp standard + Ballast div. Geschmack	–	1,5	–	–	–	–	1,0	T	15	Braun
Nutricomp standard neutral	+	–	–	–	–	–	1,0	S	15	Braun

10

Tab. 10.7 Zusammensetzung bilanzierter Diäten (Fortsetzung)

Präparat	NDD ohne Ballaststoff	NDD mit Ballaststoff	Hoch kalorisch ohne Ballaststoff	Hoch kalorisch mit Ballaststoff g/100 mL	CDD	Niederkalorisch	Brennwert kcal/mL	Trink/Sonde	MCT % des Fettanteils	Hersteller
Nutricomp stand. div. Geschmack	+	-	-	-	-	-	1,0	T	15	Braun
Nutrison low energy	-	-	-	-	-	+	0,75	S		Pfrimmer Nutricia
Nutrison standard neutral	+	-	-	-	-	-	1,0	S	-	Pfrimmer Nutricia
Nutrison stand. Soja	+	-	-	-	-	-	1,0	S	-	Pfrimmer Nutricia
Nutrison MCT	+	-	-	-	-	-	1,0	S	75	Pfrimmer Nutricia
Nutrison multifibre	-	1,5	-	-	-	-	1,0	S	-	Pfrimmer Nutricia
Nutrison pepti neutral	-	-	-	-	+	-	1,0	S	50	Pfrimmer Nutricia
Osmolite neutral	+	-	-	-	-	-	1,0	S	15	Abbott
Osmolite mit Ballaststoffen	-	1,36	-	-	-	-	1,0	S	20	Abbott
Peptisorb	-	-	-	-	+	-	1,0	S	50	Pfrimmer Nutricia
Pre Nutrison neutral	-	-	+	-	-	+	0,5	S	-	Pfrimmer Nutricia
Resource energy drink	-	-	-	-	-	-	1,5	T	-	Novartis
Salvimulsin MCT neutral	+	-	-	-	-	-	1,0	S	50	Nestle
Salvimulsin MCT div. Geschmack	+	-	-	-	-	-	1,0	T	50	Nestle
Salvimulsin MCT 800 neutral	-	-	+	-	-	-	1,5	S	50	Nestle

Tab. 10.7 Zusammensetzung bilanzierter Diäten (Fortsetzung)

Präparat	NDD ohne Ballaststoff	NDD mit Ballaststoff	Hoch kalorisch ohne Ballaststoff	Hoch kalorisch mit Ballaststoff g/100 mL	CDD	Niederkalorisch	Brennwert kcal/mL	Trink/Sonde	MCT % des Fettanteils	Hersteller
Salvimulsin 800 MCT Vanille	–	–	+	–	–	–	1,5	T	50	Nestle
Salvimulsin standard neutral	+	–	–	–	–	–	1,0	S	–	Nestle
Salvimulsin stand. div. Geschmack	+	–	–	–	–	–	1,0	T	–	Nestle
Salvipeptid liquid MCT Mocca	–	–	–	–	+	–	1,0	T	50	Nestle
Salvipeptid liquid MCT neutral	–	–	–	–	+	–	1,0	S	50	Nestle
Salviplus neutral	–	1,0	–	–	–	–	1,0	S	–	Nestle
Salviplus Multifrucht	–	1,0	–	–	–	–	1,0	T	–	Nestle
Sonana 500 neutral	+	–	–	–	–	–	1,0	S	–	Humana
Sonana 500 div. Geschmack	+	–	–	–	–	–	1,0	T	–	Humana
Sonana 500 plus	–	1,0	–	–	–	–	1,0	S	–	Humana
Sonana 750 MCT neutral	–	–	+	–	–	–	1,5	S	60	Humana
Sondalis Energie neutral	–	–	+	–	–	–	1,5	s	48	Nestle
Sondalis plus neutral	–	1,5	–	–	–	–	1,0	S	49	Nestle
Sondalis 0,75 plus	–	–	–	–	–	+	0,75	S	48	Nestle
Survimed OPD neutral	–	–	–	–	+	–	1,0	S	52	Braun

10

Es gibt verschiedene Geschmacksrichtungen, neben süßen und fruchtigen auch pikante Variationen oder neutral. Das gilt zum Teil auch für Sondenkost, weil die Patienten beim Aufstoßen einen Geschmack feststellen können.

Die Energiedichte beträgt 1–1,5 kcal/mL Lösung. Darauf sollte bei der Beratung in der Apotheke hingewiesen werden. Bei vollständiger Ernährung mit bilanzierten Diäten braucht man 10–15 × 200 ml/Tag.

Ballaststoffe in bilanzierten Diäten

Bilanzierte Diäten sind grundsätzlich ballaststoffarm, damit sie als Sondenkost verabreicht werden können. Es gibt allerdings auch nahrungsfaserreiche Sondennahrungen. Sie enthalten etwa 10 g Fasern pro 1000 kcal Energie und stellen einen Kompromiss in Bezug auf Fasergehalt und Sondengängigkeit dar.

Nahrungsfaserreiche Sondenkost kann bei Patienten mit Obstipation oder Colon irritabile versucht werden. Der klinische Nutzen von Nahrungsfasern in Formuladiäten ist im Übrigen noch wenig belegt.

Einsatz von vollbilanzierten Diäten

- Vor Operationen, um eine Mangelernährung zu korrigieren,
- nach Operationen, um einem erhöhten Bedarf an Nährstoffen Rechnung zu tragen,
- bei Erkrankungen im Mund-Magen-Darm-Trakt, die eine ausreichende Aufnahme normaler Nahrung kurz- oder längerfristig nicht gestatten,
- bei zahnärztliche oder kieferorthopädische Patienten,
- bei Geratrie-Patienten,
- bei Patienten mit Tumorkachexie,
- bei HIV-Patienten,
- bei Personen mit Gewichtsabnahme jeglicher Ursache,
- bei allen Patienten mit konsumierenden Erkrankungen.

Dabei ist zu bedenken, dass der Nähr- und Wirkstoffbedarf beim kranken Organismus gegenüber dem gesunden oft verändert ist, dem muss und kann durch spezielle bilanzierte Diäten Rechnung getragen werden.

Einsatz von Spezialdiäten

Im Unterschied zu vollbilanzierten Diäten ist hier die Nährstoffrelation verändert. Präparate für verschiedene Indikationen s. Tab. 10.8.

Möglichkeiten:

► Diäten mit weniger Kohlenhydraten und mehr Fett bei onkologischen Erkrankungen mit Anorexie und/oder Kachexie. Der Tumor verstoffwechselt vorzugsweise KH, Fett kommt dem Wirtsorganismus zugute.
► Diäten mit reduziertem Gehalt an allen oder einzelnen Elektrolyten und wahlweise niedrigem oder hohem EW-Gehalt bei verschiedenen Stadien der Niereninsuffizienz.
► Diäten mit verzweigtkettigen Aminosäuren (werden in der Muskulatur verwertet) bei Leberinsuffizienz oder pathologisch erhöhten Leberwerten, auch postoperativ und posttraumatisch.
► Chemisch definierte Diäten bei Malassimilation zum Beispiel bei chronisch-entzündlichen Darmerkrankungen, Pankreasinsuffizienz, bei Chemo- und Strahlenenteritis, nach gastrointestinalen Eingriffen.
► Diäten mit Fructose als KH für Patienten mit Diabetes.
► Diäten mit höherem Fettgehalt und dadurch gutem respiratorischen Quotienten bei obstruktiven Lungenerkrankungen.

Bilanzierte Diäten als Zusatznahrung

Bilanzierte Diäten als Zusatznahrungen verfolgen den Zweck, vermehrt hochwertiges Eiweiß zuzuführen. Die Nährstoffrelation kann wie folgt aussehen:

Eiweiß	40–39 Energie%
Fett	22–19 Energie%
Kohlenhydrate	38–42 Energie%
Energiedichte	1,0 kcal/mL

Typische Situationen, in denen Proteine vermehrt gebraucht werden, sind beispielsweise Krankheit und Rekonvaleszenz. Aber auch alte Menschen und Sportler benötigen leicht verdauliches und hochwertiges Eiweiß.

Tab. 10.8 Bilanzierte Diäten in besonderen Situationen

	Name/Hersteller	Bemerkungen
Kinder bis 12 Jahre	Frebini (Fresenius) Bioni (Pfrimmer Nutricia)	Bedarfsgerechtes Nährstoff-profil, essenzielle FS und Carnitin
Zusatznahrungen	Clinutren (Nestle) Fortimel (Pfrimmer Nutricia) Fortifresh (Pfrimmer Nutricia) Liquisorb (Pfrimmer Nutricia) Meritene (Novartis) Promote (Abbott) Proten plus (Fresenius)	Eiweißreich, geeignet für alte Menschen, Sportler, Rekonvaleszenten mit er-höhtem EW-Bedarf
Diabetes	Fresenius Diabetes (Fresenius) Glucerna (Abbott) Nutricomp Diabetes (Braun) Salvimulsin Diabetes (Nestle) Sonana Diabetes (Humana)	Nur langsam resorbierbare KH, Fructose als Zuckeraustausch-stoff
Leberinsuffizienz	Fresubin Hepa (Fresenius) Nutricomp Hepa (Braun)	Wenig EW, davon 45% verzweigtkettige Amino-säuren, hochkalorisch
Nieren-insuffizienz	Salvipeptid Nephro (Nestle) Suplena (Abbott) Survimed renal (Fresenius)	Eiweißarm, elektrolyt-angepasst, fettreduziert
Onkologische Patienten	Nutricomp Immun (Braun) Sonde Supportan (Fresenius) Fresenius Reconvan (Frese-nius) Sonde Modulen lipid (Nestle)	Kohlenhydratarm, fett- und eiweißreich, z.T. Omega-3-FS
Respiratorische Insuffizienz	Pulmocare (Abbott) Nutricomp intensiv (Braun) Sonana pulmo MCT (Humana) Modulen lipid (Nestle)	Hochkalorisch, fettreich, hoher MCT-Gehalt

Sondenernährung mit bilanzierten Diäten

Indikationen
Kau- und Schluckstörungen.

Geeignete Diäten für die Sondenernährung
Intragastral (s. u.) werden in der Regel NDD, intraduodenal entweder NDD oder CDD und intrajejunal CDD appliziert. Es können aber nach einer Adaptionsphase auch hier NDD gegeben werden.

Komplikationen bei der Sondenernährung
Durchfall ist die häufigste Komplikation (s. Tab. 10.9).

Sondenapplikation
Nasoenteral (durch die Nase in den Magen-Darm-Trakt), nasogastral (durch die Nase in den Magen), nasoduodenal (durch die Nase in den Zwölffingerdarm), nasojejunal (durch die Nase in den Leerdarm [Jejunum], anschließend an den Zwölffingerdarm).

PEG (percutane endoskopische Gastrostomie), die Sonde wird durch die Bauchdecke in den Magen gelegt.

FKJ (Feinnadelkatheterjejunostomie), Sonde durch die Bauchdecke in den Dünndarm.

Vorteile: Keine Sprach- und Schluckstörungen, keine Druckgeschwüre im Mund-Rachenraum, keine Entfernung durch die Patienten, keine ständige Lagekontrolle nötig.

Bei Applikation in den Magen kann die Nahrung als Bolus gegeben werden, bei tieferer Sondenlage erfolgt die Ernährung kontinuierlich mittels Pumpen.

Sondenmaterialien
Polyurethan oder Silikonkautschuk.

Sondenpflege
Spülen mit Wasser durch eine Spritze (nicht mit Tee, Fruchtsaft, Mineralwasser) nach jeder Nahrungs- oder Arzneimittelgabe, bei kontinuierlicher Ernährung alle 2 Stunden.

10

Tab. 10.9 Sondennahrung und Durchfall. Aus Hensel, Cartellieri 2001

Ursache des Durchfalls	Vermeidung
Fehlendes Einschleichen	Anfangs täglich um 1 Flasche steigern; bei Dauergabe mit einer Tropfrate von 25 mL/h starten, bis zum 4. Tag jeweils Steigerung um 25 mL/h auf 100 mL/h
Portionen zu groß	Bolusmenge oder Flussrate verringern (Bolus: nicht mehr als 200 mL in 15 bis 20 Minuten, mindestens 1,5 Stunden pausieren)
Verabreichung in zu kaltem Zustand	Zubereitung auf Raumtemperatur erwärmen
Haltbarkeit nach Anbruch überschritten	Nach dem Öffnen bei Raumtemperatur ca. 8 Stunden, im Kühlschrank ca. 24 Stunden haltbar; Hinweise der Hersteller beachten!
Gleichzeitige Antibiotikagabe	Eventuell Perenterol® zur Sondennahrung zumischen
Gleichzeitige Gabe von H_2-Rezeptor-Antagonisten	Überprüfung, ob deren Gabe noch sinnvoll ist
Sondenlage hat sich geändert	Überprüfen: a) Aspirieren und pH überprüfen b) Röntgenologische Kontrolle c) Insuffieren von Luft und abhören
Die Gallensalzrückresorption ist gestört	Therapie mit Colestyramin
Das Überleitsystem wurde zu lange verwendet	Wechsel spätestens nach 24 Stunden
Osmolarität zu hoch	Nicht mehr als 400 mosmol/L

Literatur

Hensel, A., Cartellieri, S. (2001): Memopharm für die Kitteltasche. Deutscher Apotheker Verlag, Stuttgart.

10.6 Heilfasten

Grundsätzliches

Beim Heilfasten, bessern sich Symptome, die durch ernährungsabhängige Erkrankungen hervorgerufen werden.

Vorbereitung

Es wird mit einem Entlastungstag begonnen, an dem etwa 600 kcal Energie zugeführt werden, in der Hauptsache als Kohlenhydrate.

Beispiel Obsttag

1,5 kg frisches Obst werden auf 3–4 Mahlzeiten verteilt über den Tag gegessen.

Beispiel Reistag

Dreimal täglich werden je 50 g Reis gekocht und zusammen mit etwas gedünstetem Obst oder Gemüse gegessen.

Darmreinigung

Am ersten Fastentag wird eine Darmreinigung vorgenommen, meistens mit Glaubersalz oder einem Einlauf.

Durchführung

Totales Fasten

Energiefreie Getränke, 2–3 L am Tag, eventuell Vitamin- oder Mineralstoffpräparate.

Totales Fasten sollte nur unter ärztlicher Aufsicht, am besten stationär durchgeführt werden.

Saftfasten

Erlaubt sind Obst- und Gemüsesäfte, Gemüsebrühe und Honig, um eine Mindestversorgung an Vitaminen und Mineralstoffen sicherzustellen. Maximale Energiezufuhr 150–300 kcal/Tag. Dazu reichlich Mineralwasser und ungesüßte Kräutertees, etwa 1,5–2 L/Tag.

Modifiziertes Fasten

Modifiziertes Fasten wird in der Adipositastherapie angewendet. Unter totalem Fasten tritt eine negative Stickstoffbilanz auf, die beim modifizierten Fasten unter ärztlicher Aufsicht durch eine Gabe von etwa 30 g Eiweiß täglich ausgeglichen werden soll. Es gibt andere Modifikationen des Fastens, hier werden z. B. 33–50 g Eiweiß, 25–45 g Kohlenhydrate und 0,7–10 g Fett gegeben.

Dauer

Eine Fastenkur dauert 3–4 Wochen, der angestrebte Prozess der Reinigung und Entgiftung beginnt erst in der dritten Woche. Während der Fastenzeit muss ausreichende Flüssigkeitszufuhr erfolgen, regelmäßige Darmentleerungen werden durch einen Einlauf jeden zweiten Tag herbeigeführt. Durch die Einläufe soll die Ausscheidungsfunktion des Körpers unterstützt werden. Bewegung an frischer Luft ist wichtig, damit wird die Durchblutung gefördert und die Ausscheidung über Haut und Lunge.

Nahrungsaufbau

Die Aufnahme der ersten festen Nahrung nach einer Fastenkur bezeichnet man als Fastenbrechen. Der Nahrungsaufbau muss langsam erfolgen, weil während des Fastens die Produktion von Verdauungsenzymen weitgehend eingestellt wird. Als erste Nahrung kann ein Apfel oder eine Suppe gegeben werden, mehr gibt es an diesem Tag nicht. Danach wird die Kalorienmenge schrittweise gesteigert, am ersten Tag etwa 800 kcal, am zweiten 1000 und am dritten 1200.

Die zunächst gegebene Nahrung ist reich an Kohlenhydraten. Fett- und Eiweißgehalt sind am Anfang reduziert und werden nur langsam gesteigert. Die Flüssigkeitsmenge muss weiterhin hoch sein, 2–3 L pro Tag. Rohes Obst und Gemüse ist erlaubt, muss aber sehr gut gekaut werden.

Sinnvollerweise sollte man die Zeit nach dem Fasten nutzen, seine Ernährung auf eine gesunde Ernährung umzustellen.

Indikationen für Heilfasten

Es kann sowohl der Vorbeugung dienen, als auch der Behandlung von Krankheiten:

- Adipositas,
- Atemwegserkrankungen,
- Diabetes mellitus Typ II,
- Erkrankungen des Bewegungsapparates,
- Gicht,
- Hautkrankheiten,
- Herz-Kreislauf-Erkrankungen,
- Hypercholesterolämie,
- Hypertonie,
- Krankheiten des Verdauungssystems.

Kontraindikationen für Heilfasten

Diese Kontraindikationen gelten nicht nur für das Heilfasten, sondern auch für Diäten mit sehr niedriger Energiezufuhr.

Als Kontraindikationen gelten:

- Schwangerschaft und Stillzeit,
- Kindes- und Jugendalter,
- hohes Alter,
- schwere Allgemeinerkrankungen,
- erhöhter Purinspiegel,
- bestimmte Herzkrankheiten (mit QT-Intervall im EKG),
- Untergewicht.

Biochemie des Fastens

Hungerstoffwechsel

Nach etwa 24 Stunden Hungern sind die körpereigenen Glykogenvorräte erschöpft. Der Körper kann dann 75 g Eiweiß, 180 g Glucose und 160 g Triglyceride pro Tag als Brennstoffe liefern. Dazu werden Eiweiß und Fette aus körpereigenen Speichern mobilisiert (Plasmaalbumin, Muskulatur, Fettgewebe).

Die Gluconeogenese in der Leber wird verstärkt, als Substrat dienen Aminosäuren und das Glycerin aus dem Triglyceridabbau, dazu Pyruvat und Lactat aus der Glykolyse der roten Blutkörperchen.

Damit können die oben erwähnten 180 g Glucose zur Verfügung gestellt werden, sie decken den Glucoseverbrauch des zentralen Nervensystems und der Erythrozyten. Der Fettabbau erfolgt in größerem Umfang ab dem dritten Tag, gebraucht werden insgesamt 120 g Fettsäuren für Muskulatur, Herzmuskel, Leber und Niere.

In der Leber werden aus Fettsäuren pro Tag etwa 60 g Ketokörper gebildet, die extrahepatisch oxidiert werden können.

Wenn das Fasten länger dauert (über 6 Wochen) wird der Energieverbrauch um bis zu 20 % gekürzt und die Mobilisierung der körpereigenen Proteine wird auf 20 g pro Tag vermindert.

Die Triglyceride werden weiterhin abgebaut, etwa 150 g pro Tag. Daraus werden 80 g Glucose gebildet.

Das ZNS stellt seinen Stoffwechsel nach einer längeren Hungerperiode um und verwertet jetzt 44 g Glucose und 47 g Ketokörper pro Tag. Skelettmuskulatur, Herz, Niere und Leber verbrennen jetzt pro Tag 77 g Fettsäuren und 53 g Ketokörper. Etwa 10 g Ketokörper am Tag werden über den Urin ausgeschieden und verhindern die Ausscheidung von Purin.

Nicht jeder Organismus kann sich gut an den Hungerzustand adaptieren, Fasten ist immer mit einem Eiweißverlust verbunden. Er beträgt zwischen 20 und 60 g pro Tag.

Literatur

Elmadfa, I., Leitzmann, C. (1999): Ernährung des Menschen, 3. Aufl. Verlag Eugen Ulmer, Stuttgart.
Konopka, P. (1996): Sporternährung. BLV, München.
Spegg, H. (2001): Ernährungslehre und Diätetik, 7. Aufl. Wiss. Verlagsges., Stuttgart.

11.1   Adipositas

Adipositas kann heute nicht mehr als einheitliches Krankheitsbild angesehen werden. Die Ursachen sind variabel, allerdings kann Übergewicht nur entstehen, wenn die Energiezufuhr den Energieverbrauch überschreitet.

11.1.1   Einteilung

Androide und gynoide Form

Die Fettverteilung ist von größter Wichtigkeit, um den Krankheitswert des Übergewichts zu beurteilen. Es wird dazu der T/H Quotienten (T = Taille, H = Hüfte) oder englisch W/H (W = waist, H = hip) benutzt.

▶ T/H bei Frauen > 0,85 und bei Männern > 1,0 entspricht androidem oder abdominellem Fettverteilungsmuster (Fettansatz am Bauch, weniger an Hüfte und Oberschenkel).
▶ Kleinere Quotienten entsprechen dem gynoiden Fettverteilungsmuster (Bauch bzw. Taille sind relativ schlank, das Fett setzt sich stärker an Hüfte und Oberschenkeln an).

Die Ermittlung des Fettverteilungsmusters ist eine wertvolle Hilfe, um das gesundheitliche Risiko zu beurteilen. Bei einer starken Adipositas – BMI über 40 – ist das Komplikationsrisiko unabhängig von der Fettverteilung sehr hoch.

Metabolisches Syndrom

Vom metabolischen Syndrom wird gesprochen, wenn folgende Symptome zusammen auftreten:

- Adipositas (Übergewicht) mit androider Fettverteilung,
- Hypertonie,
- Insulinresistenz (Hyperinsulinämie, Diabetes Typ II),
- Fettstoffwechselstörungen (Hypertriglyceridämie, niedriges HDL-Cholesterol),
- oft zusätzlich hohe Harnsäurespiegel.

Daraus ergibt sich ein extrem hohes atherogenes Risiko; wichtigster Ansatz bei der Behandlung ist der Abbau des Übergewichts.

11.1.2 Ursachen für Übergewicht

Genetische Disposition

Der Einfluss genetischer Faktoren auf das Gewicht ist unbestritten, im Vergleich zu anderen Faktoren allerdings schwer abschätzbar.

Gestörte Regulation der Nahrungsaufnahme

Übergewichtige essen schneller und häufiger, schätzen die Energiezufuhr zu niedrig ein, und bei ihnen stellt sich das Sättigungsgefühl später ein als bei Normalgewichtigen. Heißhungerattacken und Hunger nach Süßigkeiten treten häufiger auf. Zudem scheinen Übergewichtige fett- und damit energiereiche Speisen zu bevorzugen.

Absinken des Grundumsatzes durch Hungern

Der Grundumsatz verringert sich bei strengen Reduktionsdiäten durch hormonelle Veränderungen (Abfall von Triiodthyronin und Catecholaminen) und Abnahme von Muskelmasse. Mit Sport kann wirksam gegengesteuert werden; durch Muskelaufbau steigt dauerhaft der Grundumsatz und damit der Energieverbrauch.

Psychosoziale Faktoren

Viele Menschen machen als Kinder die Erfahrung, dass sie Essen statt oder als Zuwendung bekommen. Später neigen sie dazu, auf negative Gefühle mit Essen zu reagieren, dabei kann Essen Suchtcharakter bekommen. Emotionale Unsicherheit ist bei Übergewichtigen häufig, ob Ursache oder Folge kann noch nicht eingeschätzt werden. In diesen Fällen ist eine begleitende Psychotherapie bei der Reduktionsdiät von Vorteil.

11.1.3 Negative gesundheitliche Folgen

Herz und Lunge

➤ Bei Adipositas kann das Blutvolumen um bis zu 50 % erhöht sein, Herzzeitvolumen und Druck im linken Vorhof sind entsprechend erhöht.
➤ Hoher Blutdruck wird durch Retention von Natrium und Wasser begünstigt.
➤ Bei einem BMI > 40 entwickelt sich in vielen Fällen eine Herzinsuffizienz.
➤ Es kommt zu einer Einschränkung der Lungenfunktion.
➤ Hochgradig Übergewichtige entwickeln oft ein Schlaf-Apnoe-Syndrom.

Stoffwechsel

➤ Diabetes Typ II manifestiert sich bei genetisch disponierten Personen bereits bei mäßigem Übergewicht.
➤ Als Fettstoffwechselstörungen findet man erhöhte Triglyceride, niedriges HDL und hohes LDL bei oft normalem Gesamtcholesterol.
➤ Bei Männern kommt es häufig zu Gicht, bei Frauen eher zu Gallensteinen.

Gelenke

Chronische Gelenkerkrankungen sind bei Übergewichtigen die häufigste Ursache für vorzeitige Rente.

Übergewicht und Krebs

Krebserkrankungen treten bei Übergewichtigen geringfügig häufiger auf als bei Normalgewichtigen.

➤ Bei Männern und Frauen werden gleich häufig **Dickdarm- und Rectumkrebs** gefunden, dies wird mit der erhöhten Zufuhr gesättigter Fettsäuren in Zusammenhang gebracht.
➤ Bei Männern tritt **Prostatakrebs** etwas häufiger auf als bei Normalgewichtigen.

► Bei Frauen treten **estrogenabhängige Tumoren** häufiger auf als bei schlanken Personen, **Endometriumkarzinom** deutlich häufiger, **Mammakarzinom** etwas häufiger.

Dies wird damit erklärt, dass nach der Menopause die gesamte Estrogenbildung im Fettgewebe stattfindet und höher ist, je mehr Fettgewebe vorhanden ist.

11.1.4 Therapie

Indikation zur Therapie

Die Indikation zu gewichtsreduzierenden Maßnahmen ist auf jeden Fall gegeben, wenn der BMI von 30 überschritten ist. Bei einem Übergewicht von 25–30 BMI muss behandelt werden, wenn gleichzeitig festgestellt werden: stammbetontes Fettverteilungsmuster, Hyperglykämie, Hyperlipoproteinämie oder Hypertonie.

Individuelles Therapieziel

Das Therapieziel wird in Absprache mit den Patienten individuell und realistisch festgelegt.

Eine Therapie in kleinen Schritten ist zu befürworten. Der Patient ist darauf hinzuweisen, dass es sich um eine lebenslängliche „Behandlung" handelt und dass er nicht nur vorübergehend, sondern auf Dauer seine Essgewohnheiten ändern muss.

Es gibt Voraussetzungen, die einen Therapieerfolg wahrscheinlich machen, das sind:

► höhere Intelligenz,
► subjektive Beschwerden,
► messbare Gesundheitsstörungen,
► später Beginn des Übergewichts.

Ein Therapieerfolg ist eher unwahrscheinlich, wenn folgende Voraussetzungen vorliegen:

► früher Beginn des Übergewichts,
► männliches Geschlecht,
► familiäre Adipositasbelastung,

- vorausgegangene abgebrochene Therapieversuche,
- Körperschemastörungen.

Therapiekonzept

Die Energiezufuhr wird reduziert bei gleichzeitiger Versorgung mit allen nötigen Nähr- und Wirkstoffen.

Das bedeutet:

- Umstellung der Ernährung,
- verstärkte körperliche Betätigung,
- eventuell begleitende Psychotherapie.

Reduktionsdiäten

Jede Reduktionsdiät hat zum Ziel, dem Körper weniger Energie zur Verfügung zu stellen, als verbraucht wird (s. Tab. 11.1). Das kann nach verschiedenen Prinzipien geschehen:

- energiereduzierte einseitige Diäten,
- energiereduzierte Mischkost,
- energiereduzierte vegetarische Kostformen,
- einseitig kohlenhydratreduzierte Diäten,
- Formuladiäten.

Tab. 11.1 Übersicht über einige Reduktionsdiäten

Diät	Prinzip	Essen	Diät-Typ	Bewertung
Atkins	Keine Kohlenhydrate, keine Insulinausschüttung, Ketonämie, keine Fettoxidation	Tierische Fette in beliebiger Menge, 2 × täglich Salat, (fast) keine Kohlenhydrate	Einseitig fettbetont, nicht kalorienbeschränkt	Die Ketoazidose ist ungesund und für Stoffwechselkranke gefährlich.
Brigitte	Ausgewogene Ernährung mit Tages- und Wochenplänen für Kochen und Einkaufen	Alles (nach Plan), aber nur 30 g Fett pro Tag und etwa 1000 kcal/Tag	Energiereduzierte Mischkost	Als Essen für dauernd und für die ganze Familie geeignet, dann aber mehr als 1000 kcal
Brot Diät	5 Mahlzeiten pro Tag, hauptsächlich Kohlenhydrate	Grundlage 250 g Brot/Tag, dazu alles, was man auf Brot legen kann, aber wenig, gesamt 1200 kcal/Tag	Energiereduzierte Mischkost	Leicht durchzuführen, preiswert, etwas calciumarm
Diäko	5 Haupt- und Zwischenmahlzeiten werden täglich ins Haus geliefert (für Kühlschrank oder tiefgekühlt).	Alles, aber als Fertiggerichte, täglich etwa 900 kcal/Tag	Energiereduzierte Mischkost	Kein Lerneffekt, weil man sich um nichts kümmern muss, wenig Frisches, teuer
FDH	Friss die Hälfte, davon nimmt man sicher ab.	Alles, was man vorher gegessen hat, aber halbiert	Energiereduzierte Ernährung	Wenn die Ernährung ungesund war (Relation KH/Fett) wird sie durch Halbieren auch nicht besser.
Fit for fun	5 Mahlzeiten/Tag, eine warm, fettarm, KH-betont (Baukastensystem), viel Sport	Alles (nach Plan), abwechslungsreich, 1500 oder 1800 kcal/Tag	Energiereduzierte Mischkost	Sehr gesund, durch langsames Abnehmen kein Jo-Jo-Effekt.

Tab. 11.1 Übersicht über einige Reduktionsdiäten (Fortsetzung)

Diät	Prinzip	Essen	Diät-Typ	Bewertung
Fit for life	Eiweiß und Kohlenhydrate werden getrennt, der Tag wird in Zyklen eingeteilt, in denen nur bestimmte Nahrungsmittel gegessen werden dürfen.	Lebensmittel, die nicht „denaturiert" sind. Verboten sind Milch, Milchprodukte und Mineralwasser. Nur erlaubt: destilliertes Wasser	Trennkost/einseitige Ernährung	Mangelernährung droht, deshalb nicht zu empfehlen
Haas	„Leistungsdiät" in 3 Stufen, von sehr fettarm bis fast „normal"	In Stufe 2 und 3 sind fettere Nahrungsmittel erlaubt, wenig Fleisch, 1000–2000 kcal/Tag	Energiereduzierte Mischkost	Die Stufen 2 und 3 können die ausreichende Versorgung mit Nährstoffen sicherstellen.
Hay'sche Trennkost	Trennung von Eiweiß und Kohlenhydraten, ursprünglich nicht wegen Gewichtsreduktion, sondern gegen Stoffwechselerkrankungen	Im Prinzip alles, aber 80% Basenbildner (Obst, Gemüse, Getreide), 20% Säurebildner (Fleisch, Fisch, Käse, Eier), kein Kalorienzählen	Energiereduzierte Mischkost/Trennkost	Kompliziert und teilweise unlogisch. Mit Einschränkungen als Dauerkost geeignet.
Hollywood	Kohlenhydratarme Diät mit sehr geringem Energiegehalt	Fisch, Fleisch, Milchprodukte, alles mager, Fruchtsäfte, Salat, 600–900 kcal/Tag	Einseitig eiweißbetont	Schneller Gewichtsverlust, auf Dauer nicht sinnvoll wegen Kohlenhydratmangel
Kartoffeldiät	Energiearme Diät mit wenig Fett und Eiweiß	Kartoffeln, auch Gemüse, Salat, gelegentlich Fleisch, Fisch, Geflügel, nur sehr fettarm	Einseitig kohlenhydratbetont	Zu wenig Calcium, Eisen und fettlösliche Vitamine. Kurzfristig zur Gewichtsreduktion geeignet.

11

Tab. 11.1 Übersicht über einige Reduktionsdiäten (Fortsetzung)

Diät	Prinzip	Essen	Diät-Typ	Bewertung
Körnerkur	Fettarme, biologisch hochwertige Nahrung soll dem Körper Wirkstoffe und nicht leere Kalorien bieten.	Weizen, Hirse, Reis, Hafer, Gerste, Dinkel allein und gemischt, eventuell Gemüse und ausgesuchtes Obst. Verboten sind tierisches Eiweiß und Fette, außer gelegentlich Milch und Käse	Einseitig kohlenhydratbetont	Belastend für den Magen-Darm-Trakt, calciumarm. Nur kurzfristig oder als Schalttage geeignet.
Lutz	Eiweißbetont wie Atkins, erlaubt aber mehr Kohlenhydrate, bis 72 g/Tag	Fisch, Fleisch, Käse, Eier, fette Milchprodukte, nur wenig Kohlenhydrate	Einseitig fettbetont, nicht kalorienbeschränkt	Nicht empfehlenswert, hoher Cholesterolgehalt, zu wenig Kohlenhydrate, begünstigt Gicht und Hyperlipidämien
Markert	Eiweißdiät mit sehr wenig Kohlenhydraten, dazu ein Buch, das erstaunliche Prozesse beim Abnehmen erklärt	Almased-Pulver und Gemüsesuppen, 400 kcal/Tag	Modifizierte Fastenkur	Eher Fastenkur als Diät. Ketonämie und Nachteile ähnlich Atkins.
Mayer	Als Darmreinigungs- und Entgiftungskur bei Krankheiten entwickelt.	„Kursemmeln" (3 Tage alt) langsam kauen, dazu teelöffelweise Milch, essen bis zum ersten Sättigungsgefühl, Kräutertees	Modifiziertes Fasten	Sehr schnell Vitamin- und Mineralstoffmangel, kein Lerneffekt

Tab. 11.1 Übersicht über einige Reduktionsdiäten (Fortsetzung)

Diät	Prinzip	Essen	Diät-Typ	Bewertung
Mayo	In der Mayo-Klinik für übergewichtige Patienten entwickelt, Betonung auf fettarm, Beobachtung: Dicke haben oft Eiweißmangel	Fisch, Fleisch, Geflügel, Käse, Milch, Ei, aber nur fettarm, dazu Vollkorn, Obst, Gemüse	Einseitig eiweiß-betont	Mineralstoffe und Vitamine ausreichend, bedenklich ist der hohe Cholesterolgehalt.
Negative Kalorien	Nahrungsmitteln wird die Eigenschaft zugeschrieben, „Fett zu verzehren" oder für die Verdauung mehr Energie zu verbrauchen, als sie liefern.	Bestimmte Salat- und Obst-sorten, Mischen teilweise erwünscht, teilweise streng verboten, etwa 1000 kcal/Tag, wenig trinken	Energiereduzierte Kost	Die Theorie entbehrt jeder Grundlage, man nimmt ab, weil man wenig isst.
Nutripoints	Allen Nahrungsmittel werden die Punkte zugeteilt, sie ergeben sich durch die Ver-rechnung positiver und negativer Eigenschaften. Essverhalten soll auf Dauer geändert werden.	Es ist nichts verboten, wert-volle Lebensmittel werden bevorzugt gegessen, wie bei der Vollwertkost.	Qualität statt Quantität	Als Dauerkost geeignet, aber die Pläne sind kompliziert und man muss dauernd Punkte nachschlagen.
Obstdiät	Es wird nur Obst gegessen, teilweise auch nur 1 Sorte, zum Beispiel Ananas	Obst, so viel man möchte, sonst nichts	Modifizierte Fastenkur	Kein Lerneffekt, Nährstoff-mangel, Gewichtsabnahme gut, besser geeignet als Schalttage.

Tab. 11.1 Übersicht über einige Reduktionsdiäten (Fortsetzung)

Diät	Prinzip	Essen	Diät-Typ	Bewertung
Pfundskur	In 10 Wochen soll schrittweise Ernährungsverhalten verbessert werden (Volker Pudel).	Fettarme Lebensmittel in Richtung Vollwerternährung, keine Verbote, lediglich „Fettkompass"	Energiereduzierte Mischkost	Empfehlenswert, kein Nährstoffmangel, Lerneffekt, als Dauerkost geeignet.
Quarkdiät	Mit einfachen Mitteln schnell abnehmen und dabei satt werden	Pro Tag ein Kilo Magerquark, etwas Knäckebrot, 700–1000 kcal/Tag	Einseitig eiweißbetont	Macht satt und man nimmt ab, aber zu einseitig und kein Lerneffekt.
Reisdiät	Schnelle Gewichtsabnahme mit einfachen Mitteln	250 g gekochter Reis/Tag, eventuell Obst	Einseitig kohlenhydratbetont	Eintönig, kein Lerneffekt, keine Compliance, eher als Schalttage geeignet.
Schrothkur	„Entgiftungskur", in Sanatorien durchgeführt, Effekt wird durch feuchte Packungen unterstützt	Altbackene Semmeln und Zwieback, Hafersuppe, Kräutertee, Wein. Neuere Varianten mit Traubensaft	Einseitig kohlenhydratbetont mit Alkohol	Gesundheitlich bedenklich, sehr einseitig, nährstoffarm, flüssigkeitsarm (außer Alkohol), in der ursprünglichen Form nicht empfehlenswert.
Weight Watchers	Verschiedene Programme mit und ohne Kalorienzählen, Abnehmen in der Gruppe (und Kontrolle durch die Gruppe), Anregung zu mehr Bewegung	Alles, aber fettarm, ausgesucht nach Punkten oder nach Fett- bzw. Fasergehalt. 1200–1800 kcal/Tag, Protokollierung.	Energiereduzierte Mischkost	Allmähliches Abnehmen ohne Jo-Jo-Effekt, als Dauerkost geeignet, psychologische Unterstützung.

Energiereduzierte einseitige Diäten

Vorteil: schneller Erfolg.

Nachteil: Unterversorgung mit essenziellen Stoffen, schlechte Compliance, kein Lerneffekt, kaum Langzeiterfolg.

Beispiele: Eierkur, Kartoffeldiät, Reis mit Obst, diverse Körnerkuren, Quarkdiät, Schrothkur.

Beurteilung: Bei kurzfristiger Anwendung (3–4 Tage oder im Intervall) keine gesundheitlichen Schäden.

Energiereduzierte Mischkost

Vorteil: Versorgung mit essenziellen Stoffen, Lerneffekt, guter Langzeiterfolg.

Nachteil: Einkaufen und Zubereitung brauchen Zeit.

Bestes Beispiel: Brigitte Diät

Beurteilung: Absolut empfehlenswert.

Energiereduzierte alternative Kostformen

Vorteil: Gute Compliance, Langzeiterfolge.

Nachteil: Versorgung mit allen essenziellen Stoffen erfordert gute Kenntnisse.

Beispiele: Schnitzer, Kollath, Steiner, modifizierte makrobiotische Kost, Hay'sche Trennkost

Beurteilung: Empfehenswert, wenn keine einseitigen Nahrungsmittelauswahl getroffen wird.

Kohlenhydratreduzierte Diäten

Vorteil: Signifikante Gewichtsreduktion, kein Hungergefühl, gute Compliance.

Nachteil: Schlechte Versorgung mit essenziellen Stoffen, gesundheitlich bedenklich.

Beispiele: Atkins Diät, Hollywood-Diät

Beurteilung: Der sehr niedrige Kohlenhydratgehalt dieser Diäten führt zu einer Stoffwechselentgleisung im Sinn einer Ketoazidose. Durch die fehlende Kohlenhydratzufuhr entfällt der Reiz für die Insulinsekretion, infolgedessen wird vermehrt Fettgewebe entspeichert. Der Organismus wird von Ketokörpern überschwemmt, es kommt zur Ketoazidose und wie beim Hungerstoffwechsel nach etwa drei Tagen zum Verschwinden des Hungergefühls.

Langfristig sind solche Diäten gesundheitsgefährdend, so dass von ihrer Anwendung abzuraten ist.

Formuladiäten

Vorteil: Signifikante Gewichtsreduktion, Versorgung mit essenziellen Stoffen in guter Relation ist möglich.

Nachteil: Eintönig, schlechte Compliance, wenig Lerneffekt.

Beispiele: Almased, Bionorm, Modifast, Slim fast.

Beurteilung: Auch bei langfristiger Anwendung keine gesundheitlichen Schäden, wenn sie § 14 a Diätverordnung entsprechen.

11.2   Anorexie und Bulimie

11.2.1   Anorexia nervosa

Grundsätzliches

Anorexie ist eine Störung des Essverhaltens, die meist bei jungen Frauen auftritt. Es handelt sich um eine psychogene Störung, die unter Umständen zum Tod durch Verhungern führt.

Symptome

► Erheblicher Gewichtsverlust von 15–25 % des Ausgangsgewichts. Viele dieser Personen erreichen ein Körpergewicht von etwa 30 kg, unter Umständen weniger. Dabei haben sie ein falsches Körpergefühl, fühlen sich ständig zu dick und haben Angst zuzunehmen.

- Essen wird verweigert. Die betroffenen Personen nehmen deutlich unter 1000 kcal am Tag zu sich, manche weniger als 600. Fetthaltige Nahrungsmittel werden konsequent weggelassen, meist wird nur Obst und Salat gegessen. Paradoxerweise reden anorektische Patienten oft und viel von Kochen und Essen.
- Gesteigerte körperliche Aktivität, die geistige Leistungsfähigkeit ist nicht beeinträchtigt.
- Amenorrhoe, die länger als 3 Monate dauert.
- Obstipation, dazu kommen Bradykardie, Hypotonie und Tendenz zu Hypothermie.

In der Diagnostik müssen organische Erkrankungen ausgeschlossen werden, ebenso Psychosen wie Schizophrenie oder Depression.

Therapie

Die psychotherapeutische Behandlung steht im Vordergrund, oft müssen die Patienten auch stationär behandelt werden.

Die Ernährungstherapie beginnt damit, dass zunächst Flüssigkeits- und Elektrolytverluste aufgefüllt werden, das muss gelegentlich parenteral geschehen. Danach muss langsam mit einer verstärkten Kalorienzufuhr begonnen werden. Durch zu schnelle, hohe Energieaufnahme sind die Patienten überfordert. Es kann zur akuten Leberverfettung mit schweren gesundheitlichen Folgen kommen.

Die Ernährungserziehung basiert auf Techniken der Verhaltenstherapie. Es wird gemeinsam mit dem Patienten ein Ziel festgelegt, das in einer bestimmten Zeit erreicht werden soll, dafür gibt es Belohnungen.

11.2.2 Bulimie

Grundsätzliches

Die Bulimie ist ebenfalls eine psychogene Essverhaltensstörung, vorzugsweise von Frauen. Bei Bulimikern wechseln sich Phasen exzessiver Kalorienzufuhr ab mit selbstinduziertem Erbrechen, Einnahme von Laxantien, Diuretika und Phasen des Fastens. Die Patienten sind oft normal- bis übergewichtig.

Symptome

Durch das Verhalten der Bulimiker kommt es zu Stoffwechselveränderungen wie Hypokaliämie durch Laxantien- und Diuretikaabusus. Durch das häufige Erbrechen kann Magensäure in den Ösophagus gelangen und eine Entzündung auslösen, ebenfalls kommen Zahnschmelzerrosionen vor.

Therapie

Auch hier steht eine psychotherapeutische Behandlung im Vordergrund, die Patienten müssen lernen, auf Konflikte und unangenehme Situationen anders zu reagieren als mit Essen.

Die Patienten werden dazu erzogen, regelmäßig drei Mahlzeiten am Tag zu essen und nicht zu erbrechen und alternative Strategien zu entwickeln für den Moment, in dem sie glauben die Kontrolle über ihr Essverhalten zu verlieren.

11.3 Chronisch-entzündliche Darmerkrankungen

11.3.1 Morbus Crohn

Grundsätzliches

Bei Morbus Crohn handelt es sich um eine chronisch-entzündliche Darmerkrankung. Der Entzündungsprozess kann sich auf den gesamten Gastrointestinaltrakt von der Speiseröhre bis hin zum Darmausgang erstrecken. Das ist aber meist nicht der Fall. Etwa 70 % der Erkrankungen betreffen das terminale Ileum, etwa 20 % nur das Colon. Je stärker der Dünndarm befallen ist, desto stärker machen sich Resorptionsstörungen und chronische Diarrhoe bemerkbar. Epidemiologische Untersuchungen lassen den Schluss zu, dass viel Zucker und eine ballaststoffarme Kost bei prädestinierten Menschen einen Einfluss auf die Entstehung eines Morbus Crohn haben können.

Symptome

In Schüben Durchfälle, Gewichtsverlust, Bauchschmerzen und Fieber.

Diätetische Maßnahmen

➤ In der Akutphase mit Diarrhoe (2–4 Wochen) ist eine ballaststoffarme Kost angezeigt, sinnvoll ist eine bilanzierte Diät, eventuell chemisch definiert als Sondenkost, damit erreicht man in vielen Fällen eine schnellere Remission.

➤ Danach wird auf eine Vollkost ohne Zucker und Weißmehlprodukte übergegangen.

➤ Ballaststoffe sind zu vermeiden, wenn röntgenologisch bereits ausgedehnte Stenosen am Darm nachweisbar sind.

➤ Wenn Steatorrhoe auftritt, wird Fett vorübergehend durch mittelkettige Triglyceride ersetzt.

➤ Wenn mit normaler Nahrung nicht genügend Energie zugeführt werden kann, ist die zusätzliche Gabe von bilanzierten Diäten angezeigt.

11.3.2   Colitis ulcerosa

Grundsätzliches

Es handelt sich um eine entzündliche Darmerkrankung meist mit chronisch-rezidivierenden Verlauf. Sie breitet sich kontinuierlich von distal nach proximal aus, fast immer ist das Rectum befallen, häufig auch das Sigma.

In 15–50 % ist das Colon linksseitig entzündet, in 15–30 % liegt eine totale Colitis vor. Bei langer Erkrankung, schwerem Verlauf und ausgedehntem Dickdarmbefall besteht eine erhöhte Krebsgefährdung. Die Ursache ist ungeklärt, genetische Einflüsse sind offenbar beteiligt.

Symptome wie Morbus Crohn.

Diätetische Maßnahmen

➤ Im akuten Schub bilanzierte Diäten, sie verbessern den Ernährungszustand, haben aber keinen Einfluss auf die Entzündungsaktivität.

➤ Danach Übergang auf leichte Vollkost.

➤ Bei Bedarf ergänzend bilanzierte Diäten.

➤ Nahrungsmittelintoleranzen (oft Milch) müssen individuell beachtet werden.

➤ Auf Eisenmangel achten, der sich wegen der Sickerblutungen einstellen kann.

➤ Die Gabe von Zucker und Weißmehl ist im Gegensatz zu Morbus Crohn unproblematisch.

11.4 Diabetes

Grundsätzliches

Sowohl Typ-I-Diabetiker als auch Typ-II-Diabetiker müssen diätetisch behandelt werden.

Tagespläne für Diabetiker Typ II mit Übergewicht s. Tab. 11.3.

Unterschiede

Unterschiede in der Ernährung zwischen einem normalgewichtigen, insulinpflichtigen Typ-I-Diabetiker und einem übergewichtigen Typ-II-Diabetiker sind in Tabelle 11.2 gegenübergestellt.

Tab. 11.2 Unterschiedliche Ernährungsregeln für Diabetiker Typ I und Typ II

Strategie	Typ I Normalgewicht	Typ II Übergewicht
Reduktion der Energiezufuhr	Nein	Sehr wichtig
Bei jeder Mahlzeit ausgewogenes Verhältnis KH, F, EW	Wichtig	Nicht bei jeder Mahlzeit wichtig
Zusätzlich KH bei körperlicher Anstrengung	Normalerweise notwendig	Normalerweise nicht notwendig
Glucose mitführen wegen Hypoglykämie	Wichtig	Normalerweise nicht notwendig
Zeitpunkt der Mahlzeiten streng einhalten	Wichtig bei konventioneller Insulintherapie	Nicht wichtig

Diätempfehlungen für beide Diabetestypen

Verteilung der Nährstoffe in Energie%.

➤ Kohlenhydrate 50–55 %.
➤ Fette 30 %.
➤ Proteine 15–20 % Nahrungsfasern mindestens 30 g/Tag.

► Cholesterol max. 300 mg/Tag.
► Ein normales Körpergewicht soll angestrebt werden.
► Statt 3 Mahlzeiten lieber 6 Mahlzeiten.
► Bevorzugung von komplexen Kohlenhydraten. Nahrungszucker ist bis maximal 5 % der Kohlenhydrate erlaubt.
► Der Konsum von Alkohol und Kochsalz soll eingeschränkt werden.

Ballaststoffreiche Diäten
Ballaststoffreiche Diäten verbessern sowohl beim Typ-I-Diabetiker als auch beim Typ-II-Diabetiker den postprandialen Glucosespiegel, den Nüchtern-blutzucker, die Glucoseausscheidung und den HbA1-Wert.

Glykämischer Index
Maß für die Blutzuckererhöhung nach der Mahlzeit im Vergleich zur Auf-nahme der gleichen Kohlenhydratmenge in Form von Glucose. Die unter-schiedlichen Werte bei einzelnen Nahrungsmitteln lassen sich nicht allein mit dem unterschiedlichen Ballaststoffgehalt erklären, der Grund ist noch unbekannt. Der glykämische Index einer ganzen Mahlzeit lässt sich nicht aus den Werten der einzelnen verwendeten Nahrungsmittel errechnen.

Wenn also Mahlzeiten mit niedrigem glykämischen Index empfohlen werden sollen, müssen sie jeweils vorher getestet werden.

Kohlenhydrate
Die Kohlenhydrate für den Diabetiker sollen soweit wie möglich im natürli-chen Nahrungsverband belassen werden, sie sollen nicht raffiniert sein. Auf diese Weise wird ein Depoteffekt bei deren Freigabe erreicht. Eine gleich-mäßige Verteilung der Kohlenhydrate über den Tag gewährleistet einen kontinuierlichen Glucoseeinstrom, das ist besonders bei Typ-I-Diabetikern wichtig. Saccharose hat keinen schädlichen Einfluss auf die Diabetesein-stellung, wenn sie in kleinen Mengen zusammen mit einer ballaststoffhalti-gen Mahlzeit verzehrt wird.

11

Tab. 11.3 Tagespläne mit verschiedenem Energiegehalt für die Ernährung des Diabetikers Typ II mit Übergewicht. Aus Hoffmann-La Roche: Diätpläne für Diabetiker

Diät-Plan	9 BE=1000 kcal	12 BE=1200 kcal	15 BE=1500 kcal
1. Frühstück	3 BE 1 Scheibe Vollkorn-Mischbrot (50 g) oder 1 Brötchen oder 4 Scheiben Knäckebrot oder 2 Scheiben Toast (à 20 g) und 5 g Butter oder Margarine und 25 g Diabetikermarmelade oder 1 Apfel (100 g) oder 250 g = 1/4 L Joghurt 3,5% und 40 g Schinken, gekocht und mager oder 20 g Kalbsleberwurst, sehr mager	3 BE 1 Scheibe Vollkorn-Mischbrot (50 g) oder 1 Brötchen oder 4 Scheiben Knäckebrot oder 2 Scheiben Toast (à 20 g) und 5 g Butter oder Margarine und 25 g Diabetikermarmelade oder 1 Apfel (100 g) oder 250 g = 1/4 L Joghurt 3,5% und 40 g Schinken, gekocht und mager oder 20 g Kalbsleberwurst, sehr mager	3 BE 1 Scheibe Vollkorn-Mischbrot (50 g) oder 1 Brötchen oder 4 Scheiben Knäckebrot oder 2 Scheiben Toast (à 20 g) und 5 g Butter oder Margarine und 25 g Diabetikermarmelade oder 1 Apfel (100 g) oder 250 g = 1/4 L Joghurt 3,5% und 40 g Schinken, gekocht und mager oder 20 g Kalbsleberwurst, sehr mager
2. Frühstück	1/2 BE 1/2 Apfel (50 g) oder 1/2 Apfelsine (50 g ohne Schale) oder 125 g = 1/8 L Joghurt 3,5%	1 BE 1 Apfel (100 g) oder 1 Apfelsine (100 g ohne Schale) oder 250 g = 1/4 L Joghurt 3,5%	2 BE 1 Glas Buttermilch (600 g) oder 1 Apfel (100 g) und 250 g = 1/4 L Joghurt 3,5% oder 1 Apfel (100 g) und 1 Apfelsine (100 g ohne Schale)

Tab. 11.3 Tagespläne mit verschiedenem Energiegehalt für die Ernährung des Diabetikers Typ II mit Übergewicht

Diät-Plan	9 BE=1000 kcal	12 BE=1200 kcal	15 BE=1500 kcal
Mittagessen	2 BE 150 g Rindfleisch, mager oder 150 g Kalbfleisch, mager oder 125 g Schweinefleisch, sehr mager oder 220 g Kabeljaufilet oder 1 Ei und 5 g Butter oder Margarine oder 1 Teel. Öl und 130 g Kartoffeln oder 30 g Reis, roh oder 34 g Nudeln, roh und Salat oder Gemüse	4 BE 150 g Rindfleisch, mager oder 150 g Kalbfleisch, mager oder 125 g Schweinefleisch, sehr mager oder 220 g Kabeljaufilet und 5 g Butter oder Margarine oder 1 Teel. Öl und 195 g Kartoffeln oder 45 g Reis, roh oder 52 g Nudeln, roh und Salat oder Gemüse 1 Apfel (100 g) oder 1 Apfelsine (100 g ohne Schale) oder 250 g = 1/4 L Joghurt 3,5%	4 BE 1 Schweineschnitzel (125 g), sehr mager oder 150 g Rind-/Kalbfleisch oder 150 g Leber, Nieren oder 200 g Fischfilet oder 200 g Geflügel, gebraten und 10 g Butter oder Margarine oder 2 Teel. Öl und 195 g Kartoffeln oder 45 g Reis, roh oder 52 g Nudeln, roh und Salat oder Gemüse 1 Apfel (100 g) oder 1 Apfelsine (100 g ohne Schale) oder 250 g = 1/4 L Joghurt 3,5%
Nachmittag	1 BE 2 Diabetiker-Kekse oder 1/2 Brötchen oder 1 Glas Buttermilch (300 g) oder 1 Apfel (100 g)	1 BE 2 Diabetiker-Kekse oder 1/2 Brötchen oder 1 Glas Buttermilch (300 g) oder 1 Apfel (100 g)	2 BE 1 Apfel (100 g) oder 1 Orange (100 g ohne Schale) und 250 g = 1/4 L Joghurt 3,5% oder 1 Glas Magermilch (250 g) oder 1 Glas Buttermilch (300 g) oder 4 Diabetiker-Kekse

Tab. 11.3 Tagespläne mit verschiedenem Energiegehalt für die Ernährung des Diabetikers Typ II mit Übergewicht (Fortsetzung)

Diät-Plan	9 BE=1000 kcal	12 BE=1200 kcal	15 BE=1500 kcal
Abendessen	2 BE 1 Scheibe Vollkorn-Mischbrot (50 g) oder 4 Scheiben Knäckebrot oder 1 Brötchen und 5 g Butter oder Margarine und 2 Essl. Speisequark 20% oder 15 g Leberwurst oder 10 g Salami oder 40 g Schinken, gekocht oder 15 g Doppelrahmfrisch- käse 60% und Salat oder Gemüse	2 BE 1 Scheibe Vollkorn-Mischbrot (50 g) oder 4 Scheiben Knäckebrot oder 1 Brötchen und 5 g Butter oder Margarine und 2 Essl. Speisequark 20% oder 15 g Leberwurst oder 10 g Salami oder 40 g Schinken, gekocht oder 15 g Doppelrahmfrisch- käse 60% und Salat oder Gemüse	3 BE 11/2 Scheibe Vollkorn-Mischbrot (75 g) oder 6 Scheiben Knäckebrot oder 11/2 Brötchen und 10 g Butter oder Margarine und 40 g Schinken, gekocht oder 40 g Camembert 30% oder 2 Essl. Speisequark 20% oder 1 Ei und Salat oder Gemüse
Spätmahlzeit	1/2 BE 1/2 Apfel (50 g) oder 1/2 Apfelsine (50 g ohne Schale) oder 125 g = 1/8 L Joghurt 3,5%	1 BE 1 Apfel (100 g) oder 1 Apfelsine (100 g ohne Schale) oder 250 g = 1/4 L Joghurt 3,5% oder 1 Glas Magermilch (250 g) oder 1 Glas Buttermilch (300 g)	1 BE 1 Apfel (100 g) oder 1 Apfelsine (100 g ohne Schale) oder 250 g = 1/4 L Joghurt 3,5% oder 1 Glas Magermilch (250 g) oder 1 Glas Buttermilch (300 g)

Zuckeraustauschstoffe

Zuckeraustauschstoffe lassen sich technologisch wie Zucker verarbeiten und haben den gleichen oder geringfügig geringeren Energiegehalt wie Zucker. Nach der EU-Süßungsmittelrichtlinie sind ohne Mengenbegrenzung zugelassen:

- Sorbit,
- Mannit,
- Isomaltit,
- Maltit,
- Lactit,
- Xylit.

Sie werden im Vergleich zu Glucose langsamer resorbiert und benötigen zum Abbau weniger Insulin. Die Resorption der Zuckeraustauschstoffe ist unterschiedlich, nicht resorbierte Anteile gelangen in tiefere Darmabschnitte, lösen Blähungen aus und wirken oft laxierend. Toleranzdosen für nicht adaptierte Personen werden angegeben mit 10–20 g für Mannit (und andere Zuckeralkohole) und 70 g für Fructose.

Süßstoffe

Tab. 11.4 Süßstoffe

Süßkraft der verschiedenen Süßstoffe, bezogen auf Saccharose = 1	
Acesulfam K	200
Aspartam	200
Cyclamat	35
Neohesperidin	400– 600
Saccharin	550
Thaumatin	2000–3000

Cyclamat und Acesulfam K liefern keine Energie, bei den anderen Süßstoffen kann man zwischen 1 und 4 kcal Energie pro Gramm veranschlagen.

Zur Süßkraft verschiedener Süßstoffe s. Tabelle 11.4, dabei wird von einer Süßkraft von 1 für Saccharose ausgegangen. Die Süßkraft kann verstärkt werden durch Mischung verschiedener Zucker und Zuckerersatzstoffe.

11

Broteinheit

Eine Broteinheit (BE) entspricht der Kohlenhydratmenge einer dünnen Scheibe Brot, sie wurde eingeführt, um Kohlenhydrate anschaulich zu machen. 1 BE wird gleichgesetzt mit 12 g Kohlenhydrate als Glucose. Der Patient entnimmt den Kohlenhydratgehalt bzw. die Broteinheiten eines Nahrungsmittels entsprechenden Tabellen. Der Kohlenhydratgehalt von Lebensmitteln unterliegt starken Schwankungen, sie können 20–30% betragen.

Diabetiker Typ II mit Übergewicht müssen nicht mit Broteinheiten rechnen, sie sollen primär Gewicht abbauen. Diabetiker Typ I sind heute meist in der Lage, den Blutzuckergehalt selbst zu bestimmen und die Insulinmenge darauf abzustimmen. Sie müssen den Kohlenhydratgehalt einer Mahlzeit nur überschlagen.

Fette

In den letzten Jahrzehnten wurde eine fettarme, relativ kohlenhydratreiche, ballststoffreiche Kost als optimale Ernährung für den Diabetiker Typ II angesehen. Bei dieser Ernährung steigt die Insulinsensitivität, weil die Anzahl der Insulinrezeptoren, die sich bei der Adipositas abgebaut hat, wieder zunimmt. Weiter sinkt die Gesamtcholesterol- und LDL-Konzentration im Serum. Üblicherweise sinkt dabei auch das protektive HDL ab, dagegen steigt die Triglyceridkonzentration im Serum leicht an (Kasper 1996).

Durch teilweisen Ersatz komplexer Kohlenhydrate durch Fette mit einfach ungesättigten Fettsäuren (überwiegend Ölsäure) sinkt die Triglycerid- und LDL-Konzentration im Serum, die Insulinsensitivität wird verbessert.

Ölsäure ist in folgenden Fetten enthalten: Olivenöl 74%, Maiskeimöl 33%, Sonnenblumenöl 24%, Sojaöl 21% Erdnussöl 50%, Schweineschmalz 43%, Butterfett 37%.

Die Empfehlung sieht dann so aus:

➤ 50% der Energie in Form von Fett, davon 33% Monoensäuren,
➤ 35% Kohlenhydrate,
➤ 15% Eiweiß.

Es ist die Frage, wie weit Patienten das umsetzen können, ohne dass man ihnen doch wieder einen Diätplan vorgibt. Die Empfehlung von 35% Fettanteil ist für die Praxis praktikabler.

Eiweiß

Die diabetische Nephropathie entwickelt sich unter hoher Eiweißzufuhr schneller. Eiweiß ist in Nahrungsmitteln oft mit Fett vergesellschaftet (Käse, Wurst), so dass durch eine Eiweißreduktion fast zwangsläufig auch der Fettgehalt der Nahrung gesenkt wird. Deshalb soll Eiweiß knapp und von hoher biologischer Wertigkeit gegeben werden.

Alkohol

Der Energiewert des Alkohols muss in der Diät berücksichtigt werden (1 g Alkohol = 7,2 kcal) Als Ausgleich für die zugeführten Alkoholkalorien dürfen keinesfalls Kohlenhydratkalorien eingespart werden, da sich unter Alkoholeinfluss eine vermehrte Neigung zu Hypoglykämie einstellt.

Cave: Wird Alkohol abends getrunken ohne dass Kohlenhydrate gegessen werden, kommt es nachts zu einer Hypoglykämie. Auf die reaktive morgendliche Hyperglykämie darf nicht mit einer Steigerung der Insulindosis reagiert werden.

11.5   Divertikulose

Grundsätzliches

Bei Divertikeln handelt es sich um Schleimhautausstülpungen des Dickdarms, meist im Bereich des absteigenden Dickdarms und des Sigmas. Divertikel finden sich vorzugsweise beim Menschen in höherem Lebensalter (> 55 J.).Divertikelbildung kann eventuell eine Folge des erhöhten intraluminalen Drucks bei ballaststoffarmer Ernährung sein. Divertikel machen erst Beschwerden wenn es zu einer Entzündung des Divertikelinhalts kommt. Dabei können Fistelbildung und Einengung des Darmlumens auftreten.

Symptome

Krämpfe im linken Unterbauch, Flatulenz, Obstipation und Diarrhoe im Wechsel.

11

Ernährungstherapie

Zur Vorbeugung bei Divertikeln empfiehlt sich eine ballaststoffhaltige Kost wie im Kapitel Obstipation beschrieben. Es kommt dadurch zu einer beschleunigten Darmpassage und zu einer Verminderung des intraluminalen Drucks. Durch die Zunahme der Darmperistaltik kann es zu einer besseren Entleerung der Divertikel kommen, so dass die Gefahr der Entzündung nicht so leicht gegeben ist.

Zu beachten

Wenn eine Divertikulitis, d.h. eine Entzündung besteht, ist neben der arzneilichen Behandlung vorübergehend eine ballaststofffreie Kost angezeigt, eventuell flüssige Sondenahrung oder eine Suppenkost.

11.6 Dumpingsyndrom

Grundsätzliches

Das Dumpingsyndrom tritt nach Magenoperationen auf.

Symptome

Beim Frühsyndrom kommt es sofort oder spätestens 15 Min. nach der Mahlzeit zu Druckgefühl im Oberbauch, Blässe, Schweißausbruch, Übelkeit, Erbrechen und eventuell Kreislaufkollaps. Das Spätsyndrom zeigt dieselben Symptome, aber 3–4 Stunden nach der Mahlzeit, gleichzeitig tritt eine (gegenregulatorische) Hypoglykämie auf.

Dabei können folgende Gründe zum Dumpingsyndrom führen:

- zu rasche Füllung oder Dehnung der oberen Dünndarmschlingen,
- Hyperosmolarität der zugeführten Nährlösung,
- Freisetzung von Bradykininen, Serotonin, Katecholaminen, Glucagon und anderen gastrointestinalen Hormonen, die Erbrechen, Durchfälle und vasomotorische Störungen auslösen,
- schnelle Resorption großer Mengen Kohlenhydrate und anschließende Gegenregulation, die zu Hypoglykämie beim Spätdumpimg führt.

Ernährungstherapie

Die Ernährung nach der Operation wird mit Schleimsuppen und vollbilanzierter Sondenkost begonnen. Danach muss eine hochkalorische, enterale Ernährung angestrebt werden:

- Über den Tag verteilt alle 2–3 Stunden eine kleine Mahlzeit möglichst fester Konsistenz.
- Fett- und Eiweißträger bevorzugen, sie sollen mehr als 50 % der Nahrungsenergie abdecken.
- Schnell resorbierbare Kohlenhydrate sind weitgehend einzuschränken, Mono- und Disaccharide sind durch Maltodextrin zu ersetzen.
- Zu den Mahlzeiten soll nichts getrunken werden, Getränke gibt es in kleinen Portionen zwischen den Mahlzeiten.
- Milch und Milchzubereitungen werden von den meisten Patienten nicht vertragen, das muss durch eine Testmahlzeit ermittelt werden.
- Der Zusatz von Guar zu den Mahlzeiten hat sich bewährt (3 × täglich 5 g).
- Bilanzierte Diäten können auch beim Dumping-Syndrom mit Erfolg eingesetzt werden.
- Bei starken Beschwerden sollen die Mahlzeiten im Liegen eingenommen werden, oder der Patient soll sich sofort nach der Mahlzeit flach hinlegen.

11.7 Durchfall

11.7.1 Akute Diarrhoe

Grundsätzliches

Durchfälle können – besonders bei Kindern – durch den Wasser- und Elektrolytverlust bedrohlich werden. Neben Elektrolytlösungen sind diätetische Maßnahmen zur Behandlung sinnvoll. Oberste Regel: Je kleiner das Kind, desto schneller zum Arzt!

Vordringlich ist bei einer akuten Diarrhoe (Enteritis) die Gabe einer Glucose-Elektrolyt-Lösung. Auf die Gabe fester Nahrung sollte am ersten und eventuell zweiten oder dritten Tag verzichtet werden.

11

Diätetische Maßnahmen

Teefasten

Schwarzer Tee wird sehr lange ziehen gelassen, etwa 20 Min., damit wird erreicht, dass ein großer Teil des Tannins ins Wasser übergeht. Der Tee schmeckt dann aber bitter. Durch den hohen Gerbstoffanteil wird eine stopfende Wirkung erzielt. Anstelle von schwarzem Tee kann auch Mate, getrocknete Brombeer- oder Erdbeerblätter verwendet werden.

Rohapfeldiät

Bei der Rohapfeldiät werden 250–300 g Apfel mit Schale aber ohne Kerngehäuse zu jeder Mahlzeit frisch gerieben und gegessen, gegen das Bräunen darf mit Zitrone beträufelt werden. Über den Tag verteilt werden 5–6 Apfelmahlzeiten aus insgesamt 1,5–2 kg Äpfeln gegeben.

Karottensuppe

1 Pfund Karotten wird in Würfel geschnitten, in 1 L Wasser gekocht und durch ein Sieb passiert. Die Suppe wird mit Wasser auf 1 L aufgefüllt und etwa 3 g Kochsalz dazugegeben. Die Suppe wird 5–6-mal am Tag gegeben.

Reisschleim

25 g Reis werden in 250 mL Wasser gekocht, durch ein Sieb passiert und 3 g Kochsalz zugesetzt. Die Schleimsuppe kann auch aus anderen Getreidearten zubereitet werden, z. B. Hafer, Gerste oder Weizen.

Sobald die Diarrhoe zurückgeht, werden kohlenhydrathaltige, fettarme Mahlzeiten und dann so schnell wie möglich Vollkost gereicht.

11.7.2   Chronische Diarrhoe

Grundsätzliches

Eine chronische Diarrhoe kann z. B. bei folgenden Erkrankungen auftreten:

- ▶ parasitären Infektionen und Pilzinfektionen,
- ▶ Nahrungsmittelintoleranzen,
- ▶ entzündlichen Darmerkrankungen wie Morbus Crohn, Colitis ulcerosa,
- ▶ funktionellen Störungen wie irritables Colon,

- Karzinomen im Magen-Darm-Trakt (hier kann die Diarrhoe sowohl Folge der Erkrankung als auch Folge der Therapie sein),
- Malabsorptionssyndrom,
- verschiedenen Stoffwechselstörungen, Endokrinopathien und neurologischen Erkrankungen.

Diätetische Maßnahmen

Auch bei chronischer Diarrhoe muss darauf geachtet werden, dass der Elektrolythaushalt in Ordnung gebracht wird.

Es muss außerdem eine vollwertige Ernährung angestrebt werden, auf keinen Fall darf eine Mangelernährung betrieben werden.

In der akuten Phase werden feste Nahrungsmittel und Milchprodukte vermieden.

In jedem Fall ist zu bedenken, dass Proteine, Fette und Faserstoffe die Magen- und Pankreassaftsekretion anregen und die Darmperistaltik stimulieren. Sie müssen soweit wie möglich vermieden werden. Dadurch ist eine bedarfsdeckende Ernährung mit „normalen" Nahrungmitteln oft nicht möglich, so dass der Einsatz einer bilanzierten Diät in vielen Fällen sinnvoll ist.

11.8 Fettstoffwechselstörungen

Grundsätzliches

Fette kommen im Blut in verschiedenen Fraktionen vor. Zu unterscheiden sind Cholesterol und Triglyceride. Sie werden im Blut an Apoproteine und Phospolipide gebunden, damit wird eine gewisse Wasserlöslichkeit erreicht. Das meiste Cholesterol ist in den LDL enthalten, die meisten Triglyceride in den Chylomikronen.

Zu den Funktionen der Lipoproteine siehe Tabelle 11.5.

11.8.1 Hyperlipidämien

Primäre Hyperlipidämien

Sie beruhen letztlich auf genetischen Störungen. Betroffen sein können der Cholesterolstoffwechsel, der Triglyceridstoffwechsel und die Chylomikronen.

Tab. 11.5 Funktionen der Lipoproteine

Lipoprotein	Bildung	Funktion
Chylomikronen	Darmmucosa	Transport von Triglyceriden aus der Nahrung über Lymphe und Blut zu den peripheren Geweben
VLDL very low density lipoproteins	Leber	Transport der Fette in die peripheren Gewebe
IDL intermediate density lipoproteins	Leber, aus VLDL	Zwischenstufe bei der Bildung von LDL
LDL low density lipoproteins	Leber, aus VLDL	Transport des Cholesterols in periphere Gewebe, enthalten 60–70% des Gesamtcholesterols
HDL high density lipoproteins	Leber und Darmmucosa, Aktivierung im Blut	Transport von Cholesterol aus peripheren Zellen in die Leber

Sekundäre Hyperlipidämien

Sie sind Folge anderer Krankheiten oder von Arzneimitteleinnahme und können sowohl den Cholesterol-, als auch den Triglyceridspiegel betreffen. Besserung durch Behandlung der Grundkrankheit.

11.8.2 Hypercholesterolämie

Grundsätzliches

Ein erhöhter Cholesterolspiegel allein ist nicht sehr aussagekräftig, auch HDL und LDL müssen bekannt sein. Der Cholesterol/HDL-Quotient wird auch als atherogener Index bezeichnet.

Ein Cholesterol/HDL-Quotient von größer als 5 gilt als behandlungsbedürftig.

Eine sekundäre Hypercholesterolämie findet sich bei:

➤ Hypothyreose,
➤ Anorexia nervosa,

► nephrotischem Syndrom,
► chronischer Niereninsuffizienz,
► Therapie mit Androgenen, Steroiden und Diuretika vom Thiazidtyp.

Diätetische Maßnahmen

► Fettzufuhr max. 30 % der Gesamtkalorien, dabei sollen höchstens 1/3 gesättigte Fettsäuren sein.
► Erhöhte Kohlenhydratzufuhr, wenn keine Gewichtsabnahme erfolgen soll.
► Erhöhte Ballaststoffzufuhr; besonders günstig sind Hülsenfrüchte und Haferkleie, aber auch Gemüse, Rohkostsalate, rohes Obst und Vollkornprodukte.
► Vermehrter Fischkonsum, besonders Kaltwasserfische wie Makrelen, Seelachs und Hering.
► Cholesterol max. 300 mg/Tag.
► Fleisch, Käse und Milchprodukte dürfen nur mager bzw. in fettarmen Varianten gegessen werden.
► Beim Kochen sind fettarme Zubereitungsformen zu bevorzugen wie Dünsten und Grillen statt Braten oder gar Fritieren.

Anmerkungen zu den Fettsäuren

Gesättigte Fettsäuren wirken sich nicht alle ungünstig auf den Cholesterolspiegel aus, nur Palmitinsäure (C16), Myristicinsäure (C14) und wahrscheinlich auch Laurinsäure (C12).
Ölsäure (C18) ist einfach ungesättigt (Olivenöl), ihr Verzehr führt dazu, dass LDL abnimmt und HDL zunimmt. Stearinsäure (C18) wirkt sich genauso günstig aus. Das Gesamtcholesterol bleibt allerdings unverändert. Ölsäure ist in folgenden Fetten enthalten: Olivenöl 74 %, Maiskeimöl 33 %, Sonnenblumenöl 24 %, Sojaöl 21 %, Erdnussöl 50 %, Schweineschmalz 43 %, Butterfett 37 %.
Trans-Fettsäuren (entstehen bei der Fetthärtung) wirken sich ungünstig auf den Cholesterolspiegel aus. In einer guten Pflanzenmargarine sollte der Gehalt an Trans-Fettsäuren höchsten bei 20 % liegen.

11

11.8.3   Hypertriglyceridämie

Grundsätzliches

Wenn Triglyceridwerte allein erhöht sind – bei normalem Cholesterolspiegel – besteht kein oder nur ein schwaches Risiko für Atherosklerose und koronare Herzkrankheiten. Anders ist es, wenn die Triglyceridwerte erhöht sind bei gleichzeitiger Erhöhung des LDL-Cholesterols oder niedrigen HDL-Werten, hier ist das Atheroseriskio hoch.

Bei Diabetes stellen hohe Triglyceridwerte unabhängig von den anderen Blutfettwerten immer ein erhöhtes Atheroseriskio dar.

Hypertriglyceridämie findet man in Begleitung von:

- Adipositas,
- Alkoholismus,
- Diabetes,
- Therapie mit Thiaziden, Betablockern, Estrogenen, Steroiden und Ciclosporin A.

Diätetische Maßnahmen

Bei sekundärer Hypertriglyceridämie (s. o.) sollte die zu Grunde liegende Krankheit behandelt werden.

Generell gilt:

- Abbau von Übergewicht und Normalisierung des Körpergewichts.
- Einschränkung von Fett und schnell verfügbaren Kohlenhydraten wie Mono- und Disacchariden.
- Erhöhte Zufuhr von komplexen Kohlenhydraten in Form von Gemüse, Obst, Hülsenfrüchten, Vollkornprodukten und Kartoffeln.
- Einschränken des Alkoholkonsums, Alkohol hat – besonders bei Hypertriglyceridämie – eine Steigerung der Triglyceridproduktion zur Folge.
- Bei schwerer Hypertriglyceridämie muss die Gabe von Nahrungsfetten weitgehend eingeschränkt und durch MCT-Fette ersetzt werden.

11.9   Fructoseintoleranz

Grundsätzliches

Die Krankheit ist autosomal-rezessiv vererblich und tritt mit einer Häufigkeit von 1:10000 bis 1:20000 auf. Es fehlt das Enzym Fructose-1-phosphat-aldolase, dadurch kommt es zu einer Anhäufung von Fructose-1-phosphat in der Leber, der Darmwand und den Nieren.

Erste Krankheitssymptome treten mit der ersten Fructosezufuhr auf und äußern sich zunächst als Erbrechen und Gedeihstörungen, besonders nach Gabe von Fructose (Fruchtsaft). Wenn die Behandlung nicht frühzeitig einsetzt, kommt es zu irreversiblen Leberschäden, die zum Tod führen.

Diätetische Maßnahmen

Fructosehaltige Nahrung darf nicht gegessen werden, das bedeutet Verbot von Saccharose, Inulin, Sorbit, Honig und Invertzucker, Obst und Gemüse mit wenigen Ausnahmen, Weißbrot, Pumpernickel und Vollkornbrot, Fertiggerichten und natürlich allen Süßigkeiten.

Obst und Gemüse ist in den ersten Lebensjahren ganz verboten, Vitamine müssen substituiert werden.

Später sind folgende Obst- und Gemüsesorten erlaubt: Grüne Bohnen, Kopfsalat, Feldsalat, Chicoree, Löwenzahn, Brokkoli, Blumenkohl, Spargel, Gurken, Spinat, Erbsen, Pilze, Rettich, Radieschen, Weißkohl, Tomaten, Rhabarber und Zitronen.

Kartoffeln dürfen gegessen werden, wenn sie 20 Tage gelagert, klein geschnitten und einen Tag gewässert wurden.

11.10   Erkrankungen der Gallenwege – Gallensteine

Grundsätzliches

Entzündungen der Gallenblase sind zu 90% durch Gallensteine bedingt. Mit diätetischen Maßnahmen kann Gallensteinen bedingt vorgebeugt werden. Wenn sich die Konzentration von Gallensalzen, Bilirubin, Cholesterol oder Phospholipiden in der Gallenflüssigkeit ändert, kristallisieren Bilirubin und/

oder Cholesterol, oft zusammen mit Calciumsalzen aus. Bei adipösen Personen kommen Gallensteine häufiger vor als bei Normalgewichtigen. Andererseits kann es bei Reduktionsdiäten mit sehr niedrigem Energiegehalt auch zu einer vermehrten Steinbildung kommen. Grund: Die Cholesterolkonzentration in der Galle steigt an, und es wird wenig Gallenflüssigkeit gebraucht.

Es ist sehr wahrscheinlich, dass häufige Reduktionsdiäten mit zwischenzeitlicher Gewichtszunahme das Risiko für Gallensteine erheblich steigern.

Die Gallensteinbildung wird gefördert durch:

- Estrogene,
- fettreiche Ernährung,
- Gallenstauung,
- Infektionen,
- Störungen des Cholesterolstoffwechsels,
- Übergewicht.

Diätetische Maßnahmen

Bedeutung einzelner Nahrungsmittel
Die Gallensteinbildung wird durch ballaststoffreiche Kost beeinträchtigt. Dem hohen Verzehr an raffinierten Kohlenhydraten scheint keine entscheidende Bedeutung für die Häufigkeit des Auftretens von Gallensteinen zuzukommen.

Hülsenfrüchte erhöhen die Cholesterolkonzentration der Gallenflüssigkeit, das ist in Versuchen belegt. Gleichzeitig nimmt die Sermumcholesterolkonzentration, überwiegend der LDL-Fraktion ab, im Durchschnitt um 9 %. Die Ursache ist nicht bekannt.

Empfehlung Gallenschonkost
Grundsätze:

- Übergewicht vermeiden,
- Bestehendes Übergewicht langsam abbauen,
- Ballaststoffe mind. 30 g/Tag,
- Fett reduzieren.

Als Gallendiät bzw. Gallenschonkost wurden früher fettarme Diäten empfohlen. Der therapeutische Wert dieser Diäten hat sich im Versuch nicht beweisen lassen. Es wird deshalb dem Gallenpatienten die leichte Vollkost (vgl. Magenerkrankungen) empfohlen.

Auch hier gilt: Nahrungsmittel, seien sie – fett oder nicht – die ein Patient erfahrungsgemäß nicht verträgt werden aus der Diät eliminiert. Es muss aber immer darauf geachtet werden, dass keine Mangelernährung betrieben wird.

11.11 Galactosämie

Grundsätzliches

Genetisch bedingt fehlen hier Enzyme, die an der Umwandlung von Galactose in Glucose beteiligt sind. Infolgedessen häuft sich Galactose-1-phosphat in der Leber an, als Folge entstehen Leberschäden, Katarakte und geistige Retardierung.

Die Störung tritt mit einer Häufigkeit von 1 : 50 000 auf. Symptome zeigen sich bereits in den ersten Lebenstagen als Hypoglykämie, Krampfanfälle und klinische Zeichen einer Meningitis.

Diätetische Maßnahmen

Die Behandlung besteht aus einer lebenslänglich galactosefreien Diät. Milchzucker als hauptsächlicher Galactoselieferant ist konsequent aus der Ernährung auszuschließen. Das bedeutet ein Verbot von Milch und Milchprodukten, einige Hartkäsesorten ausgenommen. Vorsicht vor versteckter Lactose in Fertigprodukten, vgl. Lactoseintoleranz.

Daneben ist Galactose in pflanzlichen Nahrungsmitteln enthalten und kann durch die Darmbakterien freigesetzt werden, z.B. aus Raffinose und Stachyose. Raffinose findet sich z.B. in Bohnen, Chicoree, Kopfsalat, Erbsen und Spinat, Stachyose zusätzlich in Erbsen.

Galactolipide können aus Zellmenbranen freigesetzt werden, das spielt z.B. eine Rolle bei Bananen, Tomaten, Papaya, Datteln und Wassermelonen.

Diese Obst- und Gemüsesorten sind nicht verboten, ihr Galactosegehalt ist aber in der Diät anzurechnen. Er ist nicht sehr hoch, wenn dem gegenübergestellt wird, dass die endogene Galactoseproduktion pro Tag 1000–2000 mg beträgt (bei Erwachsenen).

Für Säuglinge ist die galactosefreie Diät leicht durchzusetzen, z.B. mit Humana SL, Milupa SOM, Pro Sobee, Lactopriv, Multival plus.

Auf lange Sicht gesehen ist die diätetische Behandlung der Galactosämie nicht so erfolgreich wie z.B. der hereditären Fructoseintoleranz. Besonders das Risiko der Kataraktbildung ist sehr hoch.

11.12 Gicht

Grundsätzliches

Die Patienten leiden unter einer angeborenen Störung des Harnsäurestoffwechsels, in den allermeisten Fällen handelt es sich um eine Störung der renalen Harnsäureausscheidung.

Das Verhältnis der Erkrankungshäufigkeit bei Männern und Frauen beträgt 10 : 1.

Gicht ist eine „Wohlstandskrankheit", die bei disponierten Personen auftritt, wenn sie sich hyperkalorisch ernähren.

Ernährungstherapie

► Die Purinzufuhr mit der Nahrung ist einzuschränken (max. 500 mg/Tag, s. Tab. 11.6).
► Übergewicht muss abgebaut werden.

Die Harnsäurekonzentration im Serum wird nicht nur von der Purinzufuhr bestimmt, sondern auch durch Übergewicht, der Mechanismus ist noch nicht bekannt. Deshalb kommt der Gewichtsreduktion bei der Behandlung ein hoher Stellenwert zu.

Zu vermeidende Nahrungsmittel

► Purinreiche Innereien,
► Haut von Fisch, Geflügel und Schwein,
► viel Fleisch, nur 1 × am Tag 125 g,
► purinhaltige Gemüse wie Hülsenfrüchte,
► viel Alkohol.

Nach Alkoholgenuss kommt es zur Lactazidose, dadurch ist die Harnsäure-ausscheidung eingeschränkt, dazu kommt bei Bier der relativ hohe Puringe-halt, den auch alkoholfreies Bier hat.

Empfehlenswerte Nahrungsmittel

► Bevorzugte Eiweißquellen sollten Milch und Milchprodukte sein.
► Generell kann mir einer ovo-lacto-vegetabilen Kost die Purinzufuhr niedrig gehalten werden, es muss keine eiweißarme Diät angestrebt werden.

Die in Kaffee, Tee und Kakao enthaltenen Xanthinbasen führen offenbar nicht zu einer Erhöhung des Harnsäurespiegels, so dass diese Getränke nicht verboten sind.

Tab. 11.6 Puringehalt einiger Nahrungsmittel

Nahrungsmittel	Puringehalt in 100 g
Schweinefleisch	150 mg
Rindfleisch	140 mg
Kalbfleisch	150 mg
Hühnerkeule	160 mg
Forelle	200 mg
Karpfen	150 mg
Bohnen weiß	180 mg
Erbsen reif	150 mg
Schwarzwurzel	70 mg
Rosenkohl	60 mg
Spinat	50 mg
Blumenkohl	45 mg
Spargel	25 mg

11

11.13 Hauterkrankungen

Es gibt einige Hauterkrankungen, deren Behandlung durch diätetische Maßnahmen unterstützt werden kann. Auch wenn nicht in 100 % der Fälle ein Erfolg erzielt werden kann, können viele Patienten von einer Ernährungstherapie profitieren.

11.13.1 Akne

Es werden immer wieder Ernährungsempfehlungen für Akne gegeben, an erster Stelle steht dabei meist ein Fett- oder Schokoladenverbot. Andere fette Nahrungsmittel, die für die Entstehung der Akne verantwortlich gemacht werden sind Schweinefleisch, Wurst, Seefisch, Hefe, Vollmilch, Schweineschmalz, Nüsse, Süßigkeiten, Kaffee und alkoholische Getränke, scharfe Gewürze und andere.

Untersuchungen, die zu diesem Thema durchgeführt worden sind, bestätigen keinen Zusammenhang zwischen Akne und dem Verzehr von Schokolade und anderen fetten Lebensmitteln. Da viele Patienten an sich selbst eine Besserung beobachten, wenn sie auf bestimmte Nahrungsmittel verzichten, kann nur angenommen werden, dass eben bei diesen Patienten ein Zusammenhang besteht.

11.13.2 Neurodermitis

Diätetische Maßnahmen

Es spricht vieles dafür, dass bei Neurodermitikern das Enzym Delta-6-Desaturase zu wenig vorhanden ist. Delta-6-Desaturase wandelt Linolsäure in γ-Linolensäure um. Bei Mangel fehlt eine Ausgangssubstanz zur Synthese von Prostaglandin E_1, daraus resultiert eine überschießende IgE-Synthese.

Auch durch die Gabe von Omega-3-Fettsäuren wird Neurodermitis positiv beeinflusst. Sie verhindern die Bildung von Enzündungsmediatoren.

Sowohl die γ-Linolensäure als auch die Omega-3-Fettsäuren werden als Konzentrate gegeben, weniger über die Nahrung.

Da Neurodermitiker häufig gegen Lebensmittel allergisch sind – bei den Kindern vermutlich 60 % – müssen sie beobachtet werden und Lebensmittel, auf die sie reagieren, aus der Nahrung eliminiert werden.

Häufig bestehen Allergien gegen Ei, Milch, Soja, Weizen und Erdnüsse.

Überempfindlichkeiten, die im Kindesalter bestehen, verschwinden später oft spontan, so dass die Nahrungsmittel später vertragen werden.

Als Trigger für Neurodermitis wird auch ein intestinaler Hefepilzbefall, insbesondere mit Candida albicans diskutiert.

Wenn der Verdacht besteht, lohnt es sich auf jeden Fall, ein Hefepilzreservoir mit einem oralen Antimykotikum auszuräumen, eventuell zuckerarme Ernährung.

11.13.3 Psoriasis

In der Vergangenheit und bis heute ist eine Vielfalt von Psoriasisdiäten vorgeschlagen worden, die völlig unterschiedlich zusammengesetzt waren oder sind. Bei allen Diäten haben Patienten von Erfolgen berichtet.

Da die Diäten teilweise vollkommen widersprüchlich sind, können die Erfolge nicht auf einem einheitlichen pathobiochemichen Mechanismus beruhen. Es ist eher anzunehmen, dass eine plötzliche Ernährungsumstimmung als unspezifischer Reiz wirkt und eine vorübergehende Besserung des Krankheitsbildes hervorruft.

Einige Empfehlungen können aber ausgesprochen werden und sind im Folgenden zusammengefasst.

Diätetische Maßnahmen

Fasten
Rückbildungen der Effloreszenzen bei Psoriatikern werden beim totalen Fasten beobachtet, aber auch beim Heilfasten nach Buchinger oder Schroth.

Man beobachtet ebenfalls bei langen Hungerphasen, z. B. in Kriegszeiten, ein Zurückgehen der Psoriasissymptome.

Omega-3-Fettsäuren
In der psoriatischen Haut ist Arachidonsäure in freier Form in einer zwanzigfach höheren Konzentration enthalten als bei Gesunden. Entzündungsmediatoren können deshalb leicht gebildet werden.

Omega-3-Fettsäuren wirken hier antientzündlich (vgl. Kap. 11.27 Rheumatische Erkrankungen).

Es kommt in vielen Fällen zu einer Besserung der Symptomatik. Dabei ist der Behandlungserfolg bei Patienten mit nur geringen Hauterscheinungen deutlicher als bei Patienten mit schweren Verlaufsformen.

Omega-3-Fettsäuren werden am besten in Form von Konzentraten gegeben. Wenn sie durch Verzehr von Fisch zugeführt werden sollen, muss vermehrt fetter Fisch, also Makrele, Lachs und Hering gegessen werden.

Der höhere Verzehr von fettarmem Fisch hat keine signifikante Besserung der Hauterscheinung zur Folge.

Alkohol
Ein vermehrter Alkoholkonsum verschlimmert in etwa 20% der Fälle die Psoriasis.

11.13.4 Urticaria

Urticaria kann durch Lebensmittel ausgelöst werden. Es kann sich um ein echte Allergie oder um eine Pseudoallergie handeln. Die Reaktion kann theoretisch von jedem Nahrungsmittel ausgelöst werden, bestimmte Lebensmittelinhaltsstoffe wie Salicylsäure oder biogene Amine kommen allerdings häufiger in Betracht als andere.

Diätetische Maßnahmen

Eine diätetische Behandlung kommt nur bei chronischer Urticaria in Frage. Es wird mit einer strengen Kartoffel-Reis-Wasser-Diät begonnen. Wenn sie innerhalb weniger Tage (5) zu Beschwerdefreiheit führt, spricht das dafür, dass die Urticaria nahrungsmittelinduziert ist.

Wenn sie sich bei dieser Diät nicht bessert, scheiden Nahrungsbestandteile als auslösende Ursache für die Urticaria aus. Falls ein Zusammenhang mit bestimmten Nahrungsmitteln besteht, muss der Patient durch Beobachtung herausfinden, welche Nahrungsmittel er nicht essen darf.

11.14 Hypertonie

Grundsätzliches

Das vermehrte Vorkommen von Hypertonie in manchen Familien spricht für ein genetische Disposition. Zu den manifestierenden Faktoren gehören auch hoher Kochsalzverzehr und zu hohe Energiezufuhr.

Diätetische Maßnahmen

Kochsalzarme Ernährung
Eine streng kochsalzarme Kost (etwa 1 g Kochsalz pro Tag) ist nur in der Klinik durchzuführen.

Eine mäßig kochsalzarme Kost (bis 6 g Kochsalz pro Tag) kann auch zu Hause durchgeführt werden. Es ist eine vorwiegend vegetarische Ernährung, dabei dürfen keine Konserven und Fertiggerichte verwendet werden. Kochsalzersatzmittel dürfen benutzt werden, sie bestehen meist aus Kaliumsalzen und verbessern den Natrium-Kalium-Quotienten. Natriumgehalt von Lebensmitteln s. Tab. 11.7.

Vorübergehend kochsalzfreie Ernährung
Bei der Durchführung der Kartoffel-, Reis- oder Obsttage werden entweder 1 kg Kartoffeln am Tag ohne Salz gekocht oder 1–1,5 kg Obst roh oder gekocht gegessen.

Bei Reistagen gibt es 250–350 g Reis, der in Wasser oder Obstsaft gekocht wird. Wenn das Leitungswasser mehr als 20 mg/L Kochsalz enthält, wird entsalztes Wasser genommen.

Auch mit Saft- und Rohkosttagen kann eine vorübergehend kochsalzfreie Ernährung durchgeführt werden.

Calcium und Magnesium
Beide scheinen eine Rolle bei der Blutdruckregulation zu spielen. Blutdrucksenkung bei Einnahme von täglich 365 mg Magnesium wurde in Studien festgestellt.

Bei Calcium sind die Ergebnisse verschiedener Studien widersprüchlich, es spricht aber vieles dafür, dass eine optimale Calciumversorgung das Risiko des hohen Blutdrucks verringert.

Tab. 11.7 Übersicht über Lebensmittel mit niedrigem, mittlerem und hohem Natriumgehalt. Aus LAV BW (Hrsg.): Diätfibel Bluthochdruck. Die Tabelle gibt nur Hinweise. Auf jeden Fall den Natriumgehalt überprüfen. Entweder deklariert oder erfragen, ganz besonders bei Brot und Produkten aus der Metzgerei.

Lebensmittel mit niedrigem Natriumgehalt bis 120 mg Natrium/100 g Lebensmittel (bis 0,3 g Kochsalz/100 g Lebensmittel)	Lebensmittel mit mittlerem Natriumgehalt bis 400 mg Natrium/100 g Lebensmittel (bis 1 g Kochsalz/100 g Lebensmittel)	Lebensmittel mit hohem Natriumgehalt über 400 mg Natrium/100 g Lebensmittel (über 1 g Kochsalz/100 g Lebensmittel) Diese Lebensmittel sind in der Regel nicht geeignet!
Milch, Joghurt, Quark, Ei	Frischkäse	Salz- und Laugengebäck, Salzstangen,
Frisches Fleisch, Geflügel, Wild	Schalen- und Krustentiere	Cracker, Chips, süßes Kleingebäck
Frischer Fisch	Geräucherte Bücklinge	Käse (Schmelz-, Blauschimmel-, Sauer-
Nudeln, Reis, Getreideflocken	Geräucherte Makrelen	milch-, Münsterkäse, Limburger- u.
Kartoffeln	Zwieback	Schnittkäse)
Frisches und tiefgekühltes Gemüse	Kuchen, Gebäck	Wurstwaren (besonders Dauerwurstwaren)
Obst	Roggenmischbrot	Schinken roh und gekocht, geräucherter
Natriumarmes Brot	Weizenbrot	Speck
Natriumarmer Käse	Gemüsekonserven	Bündner Fleisch
Natriumarme Wurstwaren, u.a. Braten-	Gemüsesäfte	Salzheringe, Matjes
aufschnitt		Fischkonserven (bes. Anchovis)
Natriumarme Gemüsekonserven		Sauerkraut, Salzgurken, Oliven, Kapern
Natriumarmes Sauerkraut		Eingelegtes Essiggemüse jeder Art
Natriumarmes Diätsalz		Ketchup, Senf, fertige Salatsaucen
Natriumarme Würzmittel		Fertiggerichte (Dosen, Tiefkühlkost)
Natriumarmes Suppen- und Saucenpulver		Salz, Meersalz, Kräutersalze, Jodsalz
Natriumarmer Senf, Ketchup		Natriumglutamat, Gomasio
Alle streng natriumarmen = streng kochsalz-		Würzmittel: Fertigprodukte, wie sie in
armen Lebensmittel laut Diätverordnung		Gläsern, Beuteln, Tuben, Dosen angeboten
Mineralwasser unter 100 mg Natrium/kg		werden, z. B. Streuwürze, Brüh- u.
		Suppenwürfel

Omega-3-Fettsäuren

Omega-3-Fettsäuren in hoher Konzentration zeigen dosisabhängig eine Senkung des Blutdrucks bei Hypertonikern. Ein therapeutischer Effekt zeigt sich aber erst bei einer Zufuhr von über 15 g Omega-3-Fettsäuren täglich, das ist mit Nahrung nicht zu machen, es müssen Fischölkapseln eingenommen werden.

Alkohol

Regelmäßiger Alkoholkonsum ist ein Risikofaktor für die Entstehung der Hypertonie. Absetzen des Alkohols führt demzufolge bei Hypertonikern zu einer Senkung des Blutdrucks, je höher der Alkoholkonsum war, desto deutlicher fällt die Blutdrucksenkung aus. Sie ist dabei unabhängig vom Natrium- und Kaliumgehalt der Diät.

Energiezufuhr

Hyperkalorische Ernährung stellt ein Risiko für Hypertoniker dar. Übergewicht muss bei Hypertonikern auf jeden Fall abgebaut werden, damit lässt sich eine Senkung des Blutdrucks erreichen.

Coffein

Coffein hat nur einen geringen blutdrucksteigernden Effekt, max. 10 mmHg für 1–3 Std. Wenn kein extremer Hochdruck besteht, dürfen Kaffee und Tee getrunken werden.

Bei regelmäßigem Coffeingenuss entwickelt sich eine Coffeintoleranz, so dass sich bei diesen Personen kein blutdrucksteigernder Effekt nachweisen lässt.

11.15 Lactoseintoleranz

Grundsätzliches

Die Lactoseintoleranz ist auf einen Mangel an Lactase zurückzuführen. Lactoseintoleranz kann angeboren sein, dann können die Säuglinge von Geburt an Milchzucker nicht verwerten und es muss von Anfang auf andere Kohlenhydrate ausgewichen werden.

Weltweit sind die meisten Menschen – genetisch bedingt – als Kinder lactosetolerant und als Erwachsene lactoseintolerant. In Mitteleuropa und Nordamerika ist das aber eher selten. Sekundäre Lactoseintoleranz kann als Folge von Darmerkrankungen entstehen.

Tab. 11.8 Häufigkeit von Lactasemangel in unterschiedlichen Populationen.
Nach Dahlqvist 1983.

Häufigkeit von Lactasemangel in unterschiedlichen Populationen	
Schweden	3 %
Finnland	16 %
Schweiz	17 %
England	20–30 %
Frankreich	42 %
USA, Anglo-Amerikaner	6 %
USA, Afro-Amerikaner	73 %
Afrikaner, Hamiten	10 %
Afrikaner, Neger	fast 100 %
Japan (wahrscheinlich auch alle übrigen Bevölkerungsgruppen des Fernen Ostens)	fast 100 %

Symptome

Lactoseintolerante vertragen oft geringe Mengen Milchzucker, wenn ihre Toleranz überschritten wird, bekommen sie Durchfall, weil ungespaltene Lactose in tiefere Darmabschnitte gelangt. Milchprodukte, in denen der Milchzucker zum größten Teil vergoren ist, werden vertragen.

Diätetische Maßnahmen

Die Milchzuckerunverträglichkeit ist personenbezogen unterschiedlich stark ausgeprägt und muss individuell ermittelt werden.

Zur Therapie wird Milchzucker aus der Nahrung eliminiert, je nach Ausmaß der Intoleranz in verschiedenem Umfang.

Milch und Milchprodukte sind verboten. Käse sind meistens lactosefrei und können gegessen werden. Von den Sauermilchprodukten wird Joghurt, der lebende Kulturen enthält, meist vertragen. Er enthält zwar Lactose, die zugesetzten Bakterien passieren aber zum größten Teil den Magen und bauen im Magen-Darm-Trakt noch größere Mengen Milchzucker ab.

Versteckte Lactose
Bei ausgeprägter Lactoseintoleranz ist zu bedenken, dass es viele Lebensmittel gibt, die unter Verwendung von Milch oder Milchpulver hergestellt werden, ohne dass man das vermutet, z.B.:

Knäckebrot, Salzgebäck, Fertiggerichte, auch Suppen, Fleisch- und Gemüsezubereitungen, viele Fleisch- und Wurstwaren (beim Metzger fragen!), Müslimischungen. Der Milchzusatz muss nicht in jedem Fall deklariert werden.

Milchersatz für Lactoseintolerante
Als Milchersatz dienen meistens Soja- oder Kokosprodukte. Sie sind calciumarm, es muss daher auf andere Weise für eine ausreichende Calciumzufuhr gesorgt werden.

11.16 Erkrankungen der Leber

Grundsätzliches
Bedingt diätetisch zu beeinflussen sind Fettleber und Leberzirrhose.

Hier empfiehlt sich grundsätzlich zur Ernährung die leichte Vollkost, vgl. Tabelle 11.9.

Bei allen Lebererkrankungen ist strikte Alkoholkarenz notwendig.

11.16.1 Fettleber

Ernährungstherapie
Bei alkoholinduzierter Fettleber Alkoholkarenz, bei Adipositas bzw. Übergewicht Reduktionsdiät, in deren Verlauf sich die Fettleber bessert.

11

11.16.2 Leberzirrhose

Bei der Leberzirrhose müssen diätetische Maßnahmen einsetzen, wenn sich Zeichen einer portosystemischen Enzephalopathie (PSE) einstellen. Der Anstieg toxischer Metaboliten geht mit einem Anstieg des Serumammoniaks einher, Ammoniak ist aber nicht der Auslöser der PSE.

Klinische Symptome: Apathie, Verwirrtheit, verwaschene Sprache, Somnolenz, Tremor, Gangstörungen und ein typischer Atemgeruch.

Ernährungstherapie

- Eiweiß einschränken, aber nicht so stark, dass die Stickstoffbilanz negativ wird.
- Die empfohlene Proteinzufuhr liegt bei 0,5–0,7 g pro kgKG und Tag.
- Verzweigtkettige Aminosäuren Leucin, Isoleucin und Valin bevorzugen, sie werden weniger in der Leber, mehr in der Muskulatur abgebaut.
- Aromatische Aminosäuren einschränken.
- Fleisch und Fisch einschränken.
- Pflanzliche Proteine, Milchprotein und Hühnereiweiß bevorzugen.

Die verzweigtkettigen Aminosäuren können auch in Form von Arzneimitteln gegeben werden, z. B. Falkamin®, Lactostrict spezial® oder Bramin-Hepa®.

Zur Senkung der Blutammoniakkonzentration können Lactulose oder Sorbit oral gegeben werden, sie hemmen die bakterielle Produktion von intestinalem Ammoniak durch Schaffen eines sauren PH-Wertes.

Bilanzierte Diäten bei Leberinsuffizienz vgl. Tabelle im Kapitel 10.5.

11.17 Magenerkrankungen

Grundsätzliches

Die früher häufig angewendeten Magendiäten sind in den letzten Jahren einer strengen Kritik unterzogen worden. Um Säure zu neutralisieren waren sie einseitig milchbetont, oft mit Zusatz von Bicarbonat. Viel Sahne sollte Gewichtsverlust aufhalten. Nichts „Grobes" wie Vollkornbrot essen, Gemüse nur passiert und wenig „saures" Obst sollte den Magen „schonen". Sie wurden kritiklos angewendet bei Gastritis, Ulcuskrankheit und funktioneller

Dyspepsie mit den Symptomen Sodbrennen, Magenschmerzen, Völlegefühl, Übelkeit und Blähungen In vielen Fällen führten sie zu einer einseitigen Ernährung ohne dass sie nachweisliche Heilerfolge hatten.

Diätetische Maßnahmen

Eine so genannte gastroenterologische Basisdiät (Vollkost oder leichte Vollkost, s. Tab. 11.9) wird empfohlen. Bei der leichten Vollkost werden Nahrungsmittel weggelassen, die erfahrungsgemäß schlecht vertragen werden. Trotz individueller Verschiedenheit gibt es Häufungen von Lebensmittelunverträglichkeiten bei: Hülsenfrüchten, Gurkensalat, Kohlarten, fetten Speisen, fritierten Speisen, CO_2-haltigen Getränken, Zwiebeln, Mayonaise, Eier, frischem Brot u. a. (s. Tab. 11.10).

Wenn energiearm gegessen werden soll, muss der Fettverbrauch reduziert werden, keinesfalls aber Milch und Milchprodukte wegen der Calciumversorgung.

Die Vollkost bzw. leichte Vollkost wird angewendet bei:

- Gastritis,
- Magengeschwür,
- nach Magenoperationen, wenn kein Dumping vorliegt.

Ziel der Diät ist es, vollwertig und abwechslungsreich zu essen:

- 5–6 kleinere Mahlzeiten,
- unverträgliche Speisen eliminieren,
- nicht süß, nicht fett,
- nicht sehr heiß bzw. sehr kalt,
- Alkohol- und Nikotinverbot.

Kommentar

Mit dieser Nahrung wird eine Anhebung des pH-Werts erreicht, weil der Magen nie ganz leer wird. Über Nacht eventuell einen Säureblocker geben.

11

Tab. 11.9 Vollkost, 2200 kcal/Tag für einen Menschen mit 70 kg Körpergewicht. Bei der so genannten leichten Vollkost sind Nahrungsmittel eliminiert, die erfahrungsgemäß schlecht vertragen werden.

Nährstoff	Menge (g)	Energie (%)	Aufteilung	Beispiele/Empfehlung
Eiweiß	80	15	Tierisches Eiweiß 50 g	Fleisch, Fisch, Eier 100–150 g (20 g EW)
				Wurst 30–60 g (10 g EW)
				Milch 250–300 mL (10 g EW)
				Käse, Quark 40–100 g (10 g EW)
			Pflanzliches Eiweiß 30 g	siehe Kohlenhydrate (unten), 280g der genannten KH enthalten etwa 30 g Eiweiß
Fett	80	35	Nahrungsfett 40 g	Begleitstoffe tierischer Proteine
			Kochfett 10 g	hochwertiges Pflanzenfett
			Streichfett 30 g	Butter oder gute Margarine
Kohlenhydrate	280	50	Getreide 110–130 g	Vollkornbrot und Backwaren, Getreideflocken, Müsli 200 g
				Kartoffeln 200 g
				Reis/Nudeln 50 g
			Obst/Gemüse 100 g	je 250 g
			Milch und Milchprodukte 10 g	10 g KH in 300 mL Milch s.o.
			Zucker, Honig, Süßigkeiten 40 g	nicht überschreiten
				enthalten zusammen etwa 280 g Kohlenhydrate

Getränke: Mineralwasser, energiearme Säfte, Tee, mindestens 1 L/Tag

Gewürze reichlich verwenden, Salz sparsam

Tab. 11.10 Häufigkeit von Lebensmittelunverträglichkeiten. Aus LAV BW (Hrsg.): Diätfibel – Erkrankungen der Verdauungsorgane. Angaben in Prozent der befragten Personen

Unverträglichkeit bei	%	Unverträglichkeit bei	%
1. Hülsenfrüchte	30,1	27. rohes Stein- und Kernobst	7,3
2. Gurkensalat	28,6	28. Nüsse	7,1
3. frittierte Speisen	22,4	29. Sahne	6,8
4. Weißkohl	20,2	30. paniert Gebratenes	6,8
5. CO2-haltige Getränke	20,1	31. Pilze	6,1
6. Grünkohl	18,1	32. Rotwein	6,1
7. fette Speisen		33. Lauch	5,9
8. Paprikagemüse	16,8	34. Spirituosen	5,8
9. Sauerkraut	15,8	35. Birnen	5,6
10. Rotkraut	15,8	36. Vollkornbrot	4,8
11. süße und fette Backwaren	15,8	37. Buttermilch	4,5
12. Zwiebeln	15,8	38. Orangensaft	4,5
13. Wirsing	15,6	39. Vollmilch	4,4
14. Pommes frites	15,3	40. Kartoffelklöße	4,4
15. hartgekockte Eier	14,7	41. Bier	4,4
16. frisches Brot	13,6	42. schwarzer Tee	3,5
17. Bohnenkaffee	12,5	43. Apfelsinen	3,4
18. Kohlsalat	12,1	44. Honig	3,1
19. Mayonnaise	11,8	45. Speiseeis	2,4
20. Kartoffelsalat	11,4	46. Schimmelkäse	2,2
21. Geräuchertes	10,7	47. Trockenfrüchte	2,2
22. Eisbein	9,0	48. Marmelade	2,2
23. zu stark gewürzte Speisen	7,7	49. Tomaten	1,9
24. zu heiße und zu kalte Speisen	7,6	50. Schnittkäse	1,6
25. Süßigkeiten	7,6	51. Camembert	1,3
26. Weißwein	7,6	52. Butter	1,2

11.18 Metabolischer Stress

Grundsätzliches

Bei einem akut kranken Menschen ist der Proteinkatabolismus erhöht, deswegen hat er einen gesteigerten Proteinbedarf; er kann auf 1–1,5 g/kgKG/Tag ansteigen. Dabei ist der Proteinverlust abhängig vom Ausmaß der Schädigung durch die Krankheit. Bei Operationen, schweren Verletzungen, Sepsis und Verbrennungen sind die Proteinverluste besonders hoch, diese Ausnahmesituation im Stoffwechsel bezeichnet man als akuten metabolischen Stress.

Dabei werden Hormone mit kataboler Wirkung freigesetzt, z. B.

- Glucocorticoide,
- Katecholamine,
- Wachstumshormon,
- Glucagon.

Sie sind alle Antagonisten des anabol wirkenden Insulins. Es besteht sowohl ein erhöhter Energiebedarf als auch ein erhöhter Proteinbedarf zur Synthese von Akute-Phase-Proteinen in der Leber.

Akute-Phase-Proteine sind Plasmaproteine, die der körpereigenen Abwehr dienen. Dazu gehören Albumin, Transferrin, retinolbindendes Protein, Fibrinogen und andere.

Im metabolischen Stress werden unter Umständen 75 bis 150 g Körperprotein pro Tag katabolisiert, das führt zu einem Verlust von 300 bis 600 g Körpermagermasse pro Tag.

Negative Auswirkungen

- Abnahme der Muskelmasse und verminderte Muskelkraft,
- eingeschränkte Immunabwehr und verstärkte Anfälligkeit für Infektionen,
- schlechte Wundheilung,
- verzögerte Rekonvaleszenz.

Empfehlung

Patienten darauf hinweisen, dass nicht nur Vitamine gegeben werden sollen, sondern dass vordringlich der hohe Proteinbedarf gedeckt werden muss.

Das ist gut möglich mit einer proteinbetonten bilanzierten Diät, siehe Tabelle 10.7.

11.19 Mukoviszidose

Grundsätzliches

Bei Mukoviszidose produzieren die Schweißdrüsen, Drüsen der Bronchial-
schleimhaut und Drüsen des Verdauungstraktes – besonders Pankreas – viel
zähflüssiges Sekret. Es kommt zu Pankreasinsuffizienz mit entsprechenden
Verdauungsstörungen und schließlich zu einer zystischen Degeneration des
Organs. An den Bronchien zeigt sich hohe Infektanfälligkeit und schließlich
Symptome, wie sie bei chronisch obstruktiven Atemwegserkrankungen auftreten.

Diätetische Maßnahmen

Zur Kompensation der Pankreasinsuffizienz und des Energiebedarfs wegen
erschwerter Atmung müssen in schweren Fällen 10–35% mehr Energie
zugeführt werden.

Es wird versucht den Energiebedarf zu 40% aus Fett zu decken – bei
Mangel an Pankreaslipasen. Das ist bei ausreichender Gabe von Pankreasenzymen möglich, ein Teil der Fette kann außerdem als MCT verabreicht werden. Hochkalorische Formuladiäten, auch als Sondenkost, können hier sehr
hilfreich sein, siehe Tabelle 10.7.

Der Versorgung mit fettlöslichen Vitaminen muss große Beachtung
geschenkt werden; wegen der eingeschränkten Fettverdauung kommt es
hier leicht zur Unterversorgung.

Vitamine sollten grundsätzlich supplementiert werden und zwar so, dass
die zwei- bis dreifache Menge der zur Bedarfsdeckung empfohlenen Dosis
gegeben wird.

11.20 Nahrungsmittelallergien

Grundsätzliches

Allergien auf Nahrungsmittel nehmen in den westlichen Industrieländern
zu, eine vermutete Ursache ist frühe Allergenexposition. Als prophylaktische
Maßnahme empfiehlt sich längeres (6 Monate) ausschließliches Stillen
allergiegefährdeter Säuglinge.

Häufigkeit von Nahrungsmittelallergien

Exakte Zahlen über die Häufigkeit gibt es nach DGE (2001) für Deutschland nicht. Nach Schätzungen verschiedener Studien treten in Europa Lebensmittelallergien bei 0,3–7,5 % der Kinder und bei 1–2,5 % der Erwachsenen auf. Im Kleinkindalter (0–3 Jahre) ist die Prävalenz mit 8 % am höchsten. Bei 1/3 der Kleinkinder spielt Neurodermitis als Einflussfaktor eine Rolle. Einige der betroffenen Kinder verlieren die Allergien bis zum Schulalter wieder.

Manifestation und Symptome

Tab. 11.11 Möglichkeiten und Häufigkeit der Manifestation von Nahrungsmittelallergien

Ort der Manifestation	Häufigkeit in %	Symptome
Haut	etwa 50	Urticaria Juckreiz Quinkeödem
Atemwege	etwa 20	Asthma Rhinitis Larynxödem
Gastrointestinaltrakt	etwa 20	Erbrechen Bauchkrämpfe Durchfall
Herz-Kreislauf-System	10–15	Schock

Echte Allergien

Voraussetzung für eine echte Allergie ist IgE-Bildung nach erfolgter Sensibilisierung. Dafür gibt es verschiedene Möglichkeiten:

Sensibilisierung über den Gastrointestinaltrakt bei Kleinkindern

Das ist der bevorzugte Weg bei Kindern < 3 Jahren, deren Immunsystem noch nicht ausgereift ist. Dabei gelangen Nahrungsmittelproteine über den Darm in die Blutbahn. Allergien gegen Kuhmilch, Hühnerei und Weizen bilden sich oft wieder zurück, Allergien gegen Soja, Erdnuss und Fisch bleiben oft bestehen.

Sensibilisierung über den Gastrointestinaltrakt bei Erwachsenen

Bei ausgereiftem Immunsystem können auch im Erwachsenenalter noch allergieauslösende Proteine über den Magen-Darm-Trakt in die Blutbahn gelangen und eine Sensibilisierung bewirken. Diese Form der Nahrungsmittelallergie ist selten.

Sensibilisierung über die Atemwege

Durch Inhalationsallergene bilden sich IgE, die auch Nahrungsmittelproteine erkennen und eine Reaktion auslösen (= Kreuzreaktivität). Bevorzugtes Auftreten bei älteren Kindern und jungen Erwachsenen mit Disposition für Allergien, z. B. Pollenallergien, dabei muss keine ausgeprägte respiratorische Symptomatik vorliegen. In den Industrieländern tritt diese Form der Sensibilisierung zunehmend häufiger auf. Die Mehrzahl de Nahrungsmittelallergien tritt damit gegen pflanzliche Proteine auf, nicht gegen tierische.

Tab. 11.12 Kreuzreaktionen bei Nahrungsmittelallergien. Aus Schweiz. Med. Wochenschrift 1997, 127, 382–89

Inhalationsallergen	Nahrungsmittel
Birke/Erle/Haselpollen	Walnuss, Haselnuss, Mandeln, Apfel, Birne, Kirsche, Aprikose, Pfirsich, Kiwi
Beifußpollen	Sellerie, Karotte, Fenchel, Pastinake, Anis, Dill, Paprika, Koriander, Kümmel, Kamille, Sonnenblumenkerne
Traubenkrautpollen	Banane, Melone
Gräser/Roggenpollen	Melone, Tomate, (Erdnuss), (Getreide)
Hausstaubmilben	Schalentiere inkl. Schnecken
Latex	Avocado, Banane, Edelkastanie, Feige, Kartoffel, Kiwi, Papaya, Spinat, Tomate
Vogelfedern	Hühnerei
Pollen allgemein	Honig
Bienenenzyme	Honig

11

Allergietest

Beim Allergietest sind ein positiver Hauttest und eine positive Reaktion auf eine Testmahlzeit nicht immer deckungsgleich. Manche Nahrungsmittel können gegessen werden, obwohl der Hauttest positiv ist.

Ein Provokationstest (orale Gabe des Allergens) erfolgt nach einer Eliminationsdiät. Durchführung doppelblind und unter Notfallbedingungen!

Pseudoallergien

Sie zeigen das gleiche klinische Bild wie echte Allergien, sind aber nicht IgE-vermittelt. Sie werden dosisabhängig durch verschiedene Inhaltsstoffe von Lebensmitteln ausgelöst.

Häufige Auslöser: Salicylate, Benzoesäure, Sulfit, Glutamat, Histamin und biogene Amine. Durch Decarboxylasen in Mikroorganismen entsteht Histamin aus Histidin (Fleisch, Fisch, Käse) und andere biogene Amine aus verschiedenen Aminosäuren (Wein, Sauerkraut).

Therapie

Vermeidung des auslösenden Nahrungsmittels, dabei muss eine abwechslungsreiche, vollwertige Ernährung angestrebt werden. Das geht meist nicht ohne professionelle Hilfe. Grundsätzlich ist die Verwendung von Fertigkost problematisch, weil nicht alle Zusatzstoffe namentlich deklariert sein müssen oder man bestimmte Stoffe in Nahrungsmitteln nicht vermutet, z.B. Milch in Wurst. Essen im Restaurant kann ebenfalls gefährlich sein.

Die Behandlung von Lebensmittelallergien durch Dauereinnahme von Chromoglicinsäure ist umstritten. Ein Anaphylaxiebesteck sollte der Allergiker mit sich führen.

11.21 Niereninsuffizienz

Grundsätzliches

Bei Nierenerkrankungen kommt es zu einem fortschreitenden Funktionsverlust von Nephronen und zu einer Überlastung der restlichen Nephronen. Dabei können folgende Stoffwechselstörungen auftreten:

- Störungen im Wasser-, Elektrolyt- und Säure-Basen-Haushalt,
- verminderte Ausscheidung harnpflichtiger Substanzen und damit Anstieg von Harnstoff und Kreatinin im Blut,
- renale Anämie und renale Osteopathie.

Symptome

In letzter Konsequenz kommt es zum Urämiesyndrom mit folgenden Symptomen: Müdigkeit, graugelbe Hautfarbe, Appetitlosigkeit und Übelkeit, Azidose, Anämie, Dyslipidämie, Pruritus, erhöhte Blutungsneigung, Geschmacks- und Geruchsstörungen.

Ernährungstherapie

Urämische Patienten haben leicht eine katabole Stoffwechsellage. Mit der Diät soll Folgendes erreicht werden:

- ausreichende Nährstoffversorgung bei unter Umständen verändertem Nährstoffbedarf,
- ausreichende Proteinzufuhr, aber keine Überernährung mit Proteinen,
- Vermeiden von Flüssigkeits- und Elektrolytstörungen durch angepasste Elektrolytzufuhr,
- Prävention einer Osteopathie, Dyslipidämie und Hypertonie.

Bilanzierte Diäten können sehr hilfreich sein, vgl. Tabelle 10.7.

Durchführung

Bei Katabolie beträgt die empfohlene Kalorienmenge 30–40 kcal pro kgKG und Tag. Der empfohlenen Diät kann Maltodextrin zugegeben werden, um eine ausreichende Energiezufuhr zu gewährleisten. Eine Supplementierung der vorgeschriebenen Diät mit bilanzierten Diäten, die es speziell für Niereninsuffizienz gibt, ist vorteilhaft.

Mäßig proteinarme Ernährung

Sie erlaubt eine Proteinzufuhr von 0,6 g pro kgKG und Tag, das ergibt für einen 70 kg schweren Menschen eine Eiweißzufuhr von etwa 40 g pro Tag. Sie empfiehlt sich bei beginnender Niereninsuffizienz. Mindestens 75 % des Proteins soll von hoher biologischer Wertigkeit sein, günstig sind weißes

Fleisch von Geflügel und Fisch, Hühnereiweiß, Milcheiweiß, aber auch Kartoffeleiweiß. Rotes Fleisch ist eher ungünstig.

Streng proteinarme Ernährung
Hier sind nur noch 0,3 g pro kgKG und Tag erlaubt, für einen 70 kg schweren Menschen etwa 20 g.

Die Diät wird im fortgeschrittenen Stadium der Niereninsuffizienz angewendet und hat das Ziel, die Urämiesymptome zu bekämpfen und die Dialyse hinauszuschieben. Es handelt sich praktisch um eine eiweißfreie Diät, bei der die essenziellen Aminosäuren in Form von Tabletten (z. B. Ketosteril) zugegeben werden.

Kalium
Der Kaliumblutspiegel muss gemessen werden, wenn er zu hoch wird muss die Kaliumzufuhr eingeschränkt werden. Gemüse und Kartoffeln werden vor dem Kochen gewässert und das Kochwasser weggeschüttet. Obst wird gekocht, um Kalium zu entfernen. Kaliumreiche Lebensmittel wie Linsen, gekochte Erbsen, Tomaten, Pilze, Nüsse, Bananen und Dörrobst sind verboten, ebenso Kochsalzersatzpräparate, die häufig Kalium enthalten, Vollkornprodukte, kakaohaltige Getränke, Gemüse- und Fruchtsäfte.

Natrium
Bei Niereninsuffizienz ist die Filtration von Natrium eingeschränkt. Deswegen muss die Natriumzufuhr vermindert werden auf 1–2 g pro Tag, das entspricht 2,5–5 g Kochsalz.

Vorsicht, zu wenig Natrium führt zu Dehydratation und abfallender glomerulärer Filtrationsrate. Praktisch gibt man so viel Natrium, dass ein ganz leichtes Ödem existiert.

Calcium und Phosphat
Mit zunehmender Insuffizienz entwickelt sich eine Hyperphosphatämie und eine Hypocalcämie, das hat zur Folge dass zu viel Parathormon ausgeschüttet wird, was wiederum die renale Osteopathie verstärkt. Die Phosphatzufuhr muss eingeschränkt werden, das gelingt oft nicht allein mit einer Diät, dann wird Phosphatbinder wie Calciumcarbonat zur Verminderung der Phosphatresorption gegeben. Grundsätzlich sind alle tierischen Proteine

phosphatreich. Ihre Einschränkung ist nur bedingt möglich da sie gleichzeitig hochwertige Eiweißlieferanten sind. Weitere phosphatreiche Lebensmittel sind Vollkornprodukte, Hefe und Colagetränke.

Die Calciumzufuhr muss deutlich erhöht werden, das gelingt oft nur mit Nahrungsergänzungsmitteln.

Wasser
Die Flüssigkeitszufuhr muss nur bei Oligurie und Ödemneigung kontrolliert werden.

Ernährung bei Dialyse
Die Flüssigkeitsretention soll auf 500 g/Tag beschränkt werden, messbar an der Gewichtszunahme. Die Eiweißzufuhr ist höher als bei konservativ behandelten Niereninsuffizienten, weil Aminosäuren in das Dialysat übergehen. Empfehlungen:

- Eiweiß 1 g/kgKG/Tag,
- Natriumarm (1,5–2,5 g/Tag),
- Kaliumarm (unter 3 g/Tag),
- Phosphatarm (unter 600 mg/Tag),
- Flüssigkeit 500 mL + Urinmenge/Tag.

11.22 Nierensteine

Grundsätzliches
Nierensteine bestehen meist aus Calciumphosphat, Calciumurat oder Calciumoxalat. Daneben gibt es Mischformen und sehr selten Steine anderer Zusammensetzung.

Ernährungstherapie
Zu Diätempfehlungen bei Nierensteinen siehe auch Tabelle 11.13

11

Beeinflussung der Calciumkonzentration

In allen Fällen ist Calcium ein Bestandteil der Steine, so dass ein Ansatzpunkt zur Steinprophylaxe die Verhütung einer hohen Calciumkonzentration im Urin ist.

Zu einer hohen Calciumkonzentration im Urin kommt es bei

- ► Hyperparathyreoidismus,
- ► Vitamin-D-Überdosierung,
- ► bei körperlicher Inaktivität, weil dann Calcium aus den Knochen mobilisiert wird
- ► und eventuell bei einem hohen Zuckerverzehr.

Durch eine Einschränkung der Calciumzufuhr mit der Nahrung lässt sich die Bildung von Nierensteinen nicht verhindern. Bei Steinbildnern scheint eine gesteigerte intestinale Calciumresorption vorzuliegen, die über den Calciumgehalt der Nahrung nicht zu beeinflussen ist.

Oxalatsteine

Zur Vorbeugung bei Oxalatsteinen wird Mischkost unter Vermeidung oxalsäurereicher Nahrungsmittel gegeben. Die im Urin ausgeschiedene Oxalsäure stammt nur zu etwa 10 % aus der Nahrung, deshalb sind Oxalatsteine mit Diät nicht unbedingt zu verhindern.

Oxalsäurereiche Nahrungsmittel sind:

- ► Kakaopulver 450–480 mg/100 g,
- ► Spinat, 442 mg/100 g,
- ► Rhabarber, 290–640 mg/100 g.

Wenn mit der Nahrung gleichzeitig Calcium und Oxalat zugeführt werden, wird Oxalsäure schon im Magen-Darm-Trakt ausgefällt, infolgedessen ist eine calciumreiche Nahrung vorteilhaft.

Empfehlenswerte Getränke

Bei den Getränken sind empfehlenswert: Orangensaft, andere Fruchtsäfte außer Johannisbeersaft, Früchtetee, die handelsüblichen Nierentees und Heilwässer, die den Urin nicht ansäuern. Das sind Fachinger, Wildunger Helenenquelle und Marienbader Rudolfsquelle.

Tab. 11.13 Diätempfehlungen für Patienten mit Nierensteinen

Steinart	Essen erlaubt	Essen vermeiden	Getränke erlaubt	Getränke vermeiden
Calciumoxalat	Normale Mischkost	Spinat, Rhabarber, Rote Beete, Kakaoprodukte	Orangensaft, Fruchtsäfte außer Johannisbeer, Nierentees, Fachinger, Wildunger Helene, Marienbader Rudolfs, Altbier	Johannisbeersaft, Bohnenkaffee, Schwarzer Tee, Pils und Kölsch, Apollinaris, Sauerbrunnen, Marie Luisenquelle
Calciumphosphat	Normale Mischkost	Hart- und Schnittkäse, Leber, getrocknete Hülsenfrüchte, Kakaoprodukte	Johannisbeersaft, Früchte- und Blättertees, Nierentee, Apollinaris, Sauerbrunnen, Marie Luisenquelle	Cola, Orangensaft, Fruchtsäfte außer Johannisbeer
Calciumurat	Vegetarische Ernährung	Fleisch, Innereien, reife Hülsenfrüchte	Orangensaft, Fruchtsäfte außer Johannisbeer, Nierentees, Fachinger, Marienbader Rudolfs, Wildunger Helene	Johannisbeersaft, Pils und Kölsch, Sauerbrunnen, Apollinaris

Nicht empfehlenswerte Getränke

Bohnenkaffee und schwarzer Tee sollten nur selten getrunken werden, bei Bier ist Pils und Kölsch verboten, Altbier erlaubt.

Mineralwässer, die eine säuernde Wirkung haben, sollten vermieden werden: Apollinaris, die meisten Sauerbrunnen, Marie Luisenquelle.

Calciumuratsteine

Calciumuratsteine bilden sich bei einer erhöhten Harnsäurekonzentration im Urin. Die Harnsäurekonzentration wird erhöht bei hohem Fleischkonsum und bei gesteigertem Zellzerfall wie er bei Fastenkuren oder konsumptiven Erkrankungen vorkommen kann. Bei geringer Fleischzufuhr, wie sie sich in Notzeiten ergibt, ist nicht nur Gicht selten, sondern auch ebenso selten Harnsäuresteine zu finden.

Die Auskristallisation von Harnsäure kann wesentlich eingeschränkt werden, wenn der pH-Wert des Harns erhöht wird. Die Anhebung des Harn-pH von 5 auf 6,5 erhöht die Löslichkeit der Harnsäure um das Zehnfache.

Die meisten purinhaltigen Nahrungsmittel sind so genannte Säurebildner, die zu einer Senkung des Harn-pH führen.

Ernährung

Die Ernährungsempfehlungen sind hier dieselben wie bei Gicht.

- ► Im Wesentlichen ist Fleisch verboten.
- ► Vegetarische Ernährung hat eine protektive Wirkung.

Empfehlenswerte Getränke

Als Getränke empfehlen sich bei den Mineralwässern bevorzugt Fachinger, Marienbader Rudolfsquelle und Wildunger Helenenquelle. Orangensaft wird empfohlen, Tees, besonders Nierentees sind unbeschränkt erlaubt.

Weniger empfehlenswerte Getränke

Bohnenkaffee und schwarzer Tee sollten wenig getrunken werden, sind aber nicht verboten. Bei Bier sollte man bevorzugt Altbier trinken, kein Pils oder Kölsch. Fruchtsäfte sind erlaubt, Johannisbeersaft ist allerdings verboten.

Calciumphosphatsteine

Bei Calciumphosphatsteinen wird ebenfalls normale Mischkost gegeben und phosphatreiche Nahrungsmittel vermieden.

Die phosphatreichsten Lebensmittel sind:

- ➤ Hart- und Schnittkäse mit 400–636 mg/100 g,
- ➤ Leber mit 306–364 mg/100 g,
- ➤ getrocknete Hülsenfrüchte mit 378–424 mg/100 g,
- ➤ Kakao enthält 656 mg/100 g.

Empfehlenswerte Getränke

Zu empfehlen sind Getränke, die den Harn säuern, z. B. Apollinaris, Sauerbrunnen, Marie Luisenquelle. Bei den Fruchtsäften bevorzugt Johannisbeersaft, wenig andere Fruchtsäfte. Früchte-, Blätter- und Nierentees sind unbeschränkt erlaubt.

Wenig empfehlenswerte Getränke

Orangensaft ist verboten, Milch soll wenig getrunken werden.

11.23 Obstipation

Grundsätzliches

Bei der chronischen Obstipation handelt es sich in den meisten Fällen um eine funktionelle Störung, die sich aus der modernen Lebensweise mit wenig Bewegung und ballaststoffarmer Ernährung ergibt.

Häufige Ursachen für chronische Obstipation:

- ➤ konstitutionelle Faktoren,
- ➤ nervöse Ursachen,
- ➤ ballaststoffarme und flüssigkeitsarme Ernährung,
- ➤ geringe körperliche Aktivität,
- ➤ chronische Einnahme von Laxanzien.

11

Symptome

Beschwerden beim Stuhlgang, die Patienten müssen stark pressen und haben das Gefühl der unvollständigen Entleerung. Die Häufigkeit der Darmentleerung ist nicht von Bedeutung.

Ernährungstherapie

Ballaststoffe und Flüssigkeit

Den Fasergehalt der Nahrung steigern auf 25–30 g/Tag, weitere Steigerung bringt keine Vorteile. Beste Wirkung haben Cellulose und Lignin. Der Nahrung kann Weizenkleie zugesetzt werden oder es wird Obst und Gemüse gegessen (400–500 g/Tag, teilweise roh, Obst mit Schale). Flüssigkeit (2–2,5 L/Tag, kohlensäurehaltig) ist vorteilhaft. Anfangs treten Blähung auf, sie werden mir der Zeit weniger. Bei chronischer Einnahme von Laxanzien sollen diese langsam abgesetzt werden.

Tab. 11.14 Ballaststoffgehalt von Lebensmitteln. Aus: LAV BW: Diätfibel – Erkrankungen der Verdauungsorgane

Lebensmittel je 100 Gramm essbarer Anteil	Ballaststoffgehalt in Gramm	Lebensmittel je 100 Gramm essbarer Anteil	Ballaststoffgehalt in Gramm
Getreideprodukte		Sojamehl, teilfett	14,3
Cornflakes	11,0	Sojamehl, vollfett	11,9
Graupen, roh	6,5	Teigwaren	–
Graupen, gegart	2,2	Toastbrot	2,8
Haferflocken	7,0	Vollkornbrot	8,5
Mischbrot	4,6	Vollkornmehl	9,6
Reis, poliert; roh	2,4	Wasserbiskuit	3,2
Reis, poliert; gegart	0,8	Weißbrot	2,7
Roggenbrot	5,1	Weizenbrötchen, frisch	2,9
Roggenbrötchen, frisch	5,4	Weizenbrötchen, altbacken	3,1
Roggenbrötchen, altbacken	5,9	Weizengrieß	3,0
Roggenknäckebrot	11,7	Weizenkleie	44,0
Roggenmehl	7,5	Weizenmehl	3,0
Rosinenbrot	1,7		
Semmelbrösel, aus Roggenbrötchen	5,9	**Gemüse**	
		Artischocken	2,7
Semmelbrösel, aus Weizenbrötchen	3,1	Auberginen	2,5
		Blumenkohl, roh	2,1

Tab. 11.14 Ballaststoffgehalt von Lebensmitteln (Fortsetzung)

Lebensmittel je 100 Gramm essbarer Anteil	Ballaststoffgehalt in Gramm	Lebensmittel je 100 Gramm essbarer Anteil	Ballaststoffgehalt in Gramm
Blumenkohl, gegart	1,8	Weißkohl	2,7
Bohnen, grün	3,2	Winterkohl, roh	3,4
Broccoli, roh	3,6	Winterkohl, gegart	2,8
Broccoli, gegart	4,1	Wirsing, roh	3,1
Chicorée	–	Wirsing, gegart	2,5
Champignon, roh	2,5	Zwiebeln	1,3
Endivien	2,2		
Erbsen, grün; roh	5,2	**Hülsenfrüchte**	
Erbsen, grün; tiefgefroren	7,8	Bohnenkerne, rot; roh	25,0
Erbsen, grün; gegart	5,2	Bohnenkerne, weiß; roh	25,4
Erbsen, in Dosen	6,3	Bohnenkerne, weiß; gegart	7,4
Feldsalat	1,5	Erbsen, ganz; roh	16,7
Gartenkresse	3,7	Erbsen, ganz, gegart	4,8
Gurken	0,4	Erbsen, gespalten; roh	11,9
Karotten, roh	2,9	Erbsen, gespalten; gegart	5,1
Karotten, gegart	3,1	Linsen, roh	11,7
Kartoffeln, alt; roh	2,1	Linsen, gegart	3,7
Kartoffeln, alt; gegart	1,0		
Kartoffeln, neu; gegart	2,0	**Obst**	
Kartoffelpüreepulver	16,5	Ananas, ohne Schale	1,2
Kohlrabi, roh	2,7	Ananas, in Dosen	0,9
Kohlrabi, gegart	2,8	Apfel zum Essen, ohne Schale	2,0
Kopfsalat	1,5	Apfel zum Kochen, ohne Schale	2,4
Kürbis	0,5	Apfelkompott, ohne Zucker	2,1
Lauch, roh	3,1	Apfelkompott, mit Zucker	1,9
Lauch, gegart	3,9	Aprikosen, ohne Stein	2,1
Meerrettich	8,3	Aprikosen, mit Stein	1,9
Petersilie	9,1	Aprikosen, in Dosen; ohne Zucker	1,7
Radieschen	1,0	Aprikosen, in Dosen; mit Zucker	1,6
Rettich	1,0	Avocado	2,0
Rotkohl	3,4	Bananen, ohne Schale	3,4
Rosenkohl, roh	4,2	Bananen, mit Schale	2,0
Rosenkohl, gegart	2,9	Birnen, ohne Schale	2,3
Spargel, in Dosen	1,5	Birnen, mit Schale	1,7
Sellerie, roh	1,8	Brombeeren, roh	7,3
Sellerie, gegart	2,2	Brombeeren, in Dosen; ohne Zucker	6,3
Spinat, gegart	6,3		
Tomaten, roh	1,5	Brombeeren, in Dosen; mit Zucker	5,7
Tomaten, in Dosen	0,9		

Tab. 11.14 Ballaststoffgehalt von Lebensmitteln (Fortsetzung)

Lebensmittel je 100 Gramm essbarer Anteil	Ballaststoffgehalt in Gramm	Lebensmittel je 100 Gramm essbarer Anteil	Ballaststoffgehalt in Gramm
Erdbeeren, frisch	2,2	Preiselbeeren, roh	4,2
Erdbeeren, in Dosen	1,0	Quitten, roh	6,4
Grapefruit, ohne Schale	0,6	Rhabarber	2,6
Grapefruit, mit Schale	0,3	Reineclauden, ohne Stein	2,6
Himbeeren, roh	7,4	Reineclauden, mit Stein	2,5
Himbeeren, in Dosen; ohne Zucker	7,8	Reineclauden, in Dosen; ohne Zucker	2,2
Himbeeren, in Dosen; mit Zucker	7,0	Reineclauden, in Dosen; mit Zucker	2,1
Honigmelonen, ohne Schale	0,9	Stachelbeeren, roh	3,5
Honigmelonen, mit Schale	0,6	Stachelbeeren, in Dosen; mit Zucker	2,5
Johannisbeeren, rot	8,2	Weintrauben, schwarz	0,4
Johannisbeeren, rot, in Dosen; mit Zucker	6,4	Weintrauben, weiß	0,9
Johannisbeeren, schwarz	8,7		
Johannisbeeren, schwarz, in Dosen; mit Zucker	6,8	**Trockenfrüchte**	
Johannisbeeren, weiß	6,8	Aprikosen, getrocknet	24,0
Johannisbeeren, weiß, in Dosen; mit Zucker	5,3	Datteln, getrocknet	8,7
Kirschen, ohne Stein	1,7	Feigen, getrocknet	18,5
Kirschen, in Dosen; ohne Zucker	1,4	Korinthen	6,5
Kirschen, in Dosen; mit Zucker	1,2	Pfirsiche, getrocknet	14,3
Mandarinen, ohne Schale	1,9	Pflaumen, getrocknet; ohne Stein	16,1
Mandarinen, mit Schale	1,3		
Mandarinen, in Dosen	0,3	Pflaumen, getrocknet; mit Stein	13,4
Nektarinen, ohne Stein	2,4	Rosinen	6,8
Oliven, eingelegt; ohne Stein	4,4		
Oliven, eingelegt; mit Stein	3,5	**Nüsse**	
Orangen, ohne Schale	2,0	Erdnusskerne	8,1
Orangen, mit Schale	1,5	Kokosnuss	13,6
Pfirsiche, ohne Stein	1,4	Haselnusskerne	6,1
Pfirsiche, mit Stein	1,2	Mandeln	14,3
Pfirsiche, in Dosen	1,0	Walnusskerne	5,2
Pflaumen, ohne Stein	2,5		
Pflaumen, mit Stein	2,3	**Sonstiges**	
Pflaumen, in Dosen; mit Zucker	1,9	Erdnussbutter	7,6
		Marmelade, im Durchschnitt	0,7

Säuren

Eine abführende Wirkung wird außer mit Ballaststoffen auch mit Säuren erreicht, z. B.:

- Milchsäure in Sauermilchprodukten, Gemüsesäften und Sauerkraut,
- Weinsäure in Traubensaft,
- Äpfelsäure in Apfelsaft, Traubensaft und verschiedenen Kern- und Steinobstsäften,
- Citronensäure in Citrusfrüchten und entsprechenden Säften,
- Kohlensäure in Mineral- und Heilwässern, aber auch in Limonaden,
- Chlorogensäure in Kaffee.

Zu beachten

Es gibt Menschen, bei denen mit dieser Art der Behandlung die Obstipation nicht befriedigend behandelt werden kann. Sie können sich bei einer ballaststoffarmen Ernährung wohler fühlen, haben dann aber nicht täglich Stuhlgang. Hier ist in der Beratung darauf hinzuweisen, dass nicht jeder Mensch täglich Stuhlgang haben muss. Wenn außer seltenem Stuhlgang keinerlei andere Beschwerden entstehen, braucht auch keine Behandlung zu erfolgen.

11.24 Erkrankungen des Pankreas

Die Pankreatitis, ob akut oder chronisch, ist eine schmerzhafte und sehr ernst zu nehmende Erkrankung. Diätetische Maßnahmen zielen darauf ab, den Selbstverdauungsprozess zu hemmen, das wird erreicht dadurch, dass das Pankreas mit der Nahrung so wenig wie möglich zur Sekretion von Verdauungsenzymen angeregt wird.

11.24.1 Akute Pankreatitis

Symptome

Sehr starke Bauchschmerzen, oft mit Schockerscheinungen. Die Symptome manifestieren sich meist in Anschluss an eine üppige, fettreiche Mahlzeit und reichlich Alkohol.

Ernährungstherapie

▶ In der akuten Phase gibt es keinerlei orale Nahrungs- oder Flüssigkeits-zufuhr, die Ernährung erfolgt parenteral.

▶ Sobald möglich Ablösung der parenteralen Ernährung durch chemisch definierte Formuladiäten.

▶ Dann stufenweiser Kostaufbau. Es gibt als erstes ungesüßten Tee, dann Tee mit Zucker- oder Maltodextrinzusatz, danach eine überwiegend aus Kohlenhydraten bestehende Ernährung z. B. Getreideflockenbreie mit Wasser und Zucker, eventuell mit Gemüsebrühe.

▶ Danach gibt es eine Kohlenhydrat-Eiweißkost, die weitgehend fettfrei ist, erst dann erfolgt stufenweise Fettzusatz zur Kohlenhydrat-Eiweiß-kost.

Wenn die akute Pankreatitis abgeklungen ist, sind weitere diätetische Maß-nahmen nicht erforderlich. Alkohol bleibt aber für immer verboten, er ist oft auslösender Faktor der akuten Pankreatitis.

11.24.2 Chronische Pankreatitis

Grundsätzliches

Die Hauptursache für die Entstehung einer chronischen Pankreatitis ist Alkoholismus, ca. 70–80 %. In 20–30 % der Fälle ist keine Ursache zu fin-den. Weitere, seltene Ursachen sind Trauma, Hyperparathyreoidismus, Obstruktion und zystische Fibrose.

Symptome

Rezidivierende Bauchschmerzen, begleitet von Steatorrhöe, Gewichtsverlust und Diabetes mellitus. Das Pankreas hat eine sehr große Reservekapazität, deswegen treten diese Symptome erst bei fortgeschrittener Erkrankung auf.

Ernährungstherapie

Die Ernährung erfolgt auf Basis einer leichten Vollkost (vgl. Magenerkran-kungen). Der Patient darf alles essen, was er verträgt, Ausnahme Alkohol! Bei akuten Schüben kommt eine Diät in Frage wie sie bei der akuten Pan-kreatitis beschrieben ist. Wenn Fett längere Zeit nicht toleriert wird, kann versucht werden, Fett durch MCT-Fette zu ersetzen, auch ein Versuch mit der Substitution von Pankreasenzymen kann gemacht werden und ist oft erfolgreich.

11.25 Phenylketonurie

Grundsätzliches

Etwa jedes zehntausendste Neugeborene ist an Phenylketonurie erkrankt, damit handelt es sich um eine der häufigsten angeborenen Stoffwechselstörungen. Bei gesunden Menschen ist Phenylalanin die physiologische Vorstufe von Tyrosin, aus dem Melanin, Adrenalin und Thyroxin gebildet werden. Bei Phenylketonuriekranken fehlt das Enzym Phenylalaninoxidase, dadurch wird Phenylalanin in der Hauptsache zu Phenylbrenztraubensäure umgewandelt.

Symptome

Phenylbrenztraubensäure und wahrscheinlich auch eine erhöhte Konzentration von Phenylalanin führen zu einer Hirnschädigung mit erheblicher geistiger Retardierung und Mikrocephalie.

Diätetische Maßnahmen

Die Therapie besteht in einer phenylalaninarmen Kost (s. z.B. Tab. 11.15), Tyrosin wird für diese Personen zur essenziellen Aminosäure.

Praktisch wird eine eiweißfreie Diät eingehalten und Eiweiß in Form einer (nicht gut schmeckenden) Formuladiät zugegeben. Sobald sich der Phenylalaninspiegel normalisiert hat, gibt man unter strenger Kontrolle hochwertiges Nahrungseiweiß in Form von Milch, Ei oder Fleisch, je nach Ausprägung der Krankheit 10–25 mg Phenylalanin/kgKG.

Frauen mit Phenylketonurie müssen während der Schwangerschaft besonders gut diätetisch eingestellt werden, sonst kommt es zu Schäden des Embryos. Die Diät muss frühzeitig beginnen, deswegen gibt es für Phenylketonurie bei uns ein Neugeborenen-Screening am 4.-6. Lebenstag. Pränatale Diagnostik ist möglich.

Entgegen früherer Empfehlungen soll die Diät lebenslänglich eingehalten werden.

Tab. 11.15 Phenylalaningehalt einiger Nahrungsmittel

Nahrungsmittel	Phenylalaningehalt in 100 g
Sojamehl	2020 mg
Emmentaler Käse	1590 mg
Erbsen, reif	1120 mg
Fleisch	600–900 mg
Vollkornbrot	340 mg
Kuhmilch	170 mg
Butter	34 mg

Eiweißpräparate bei Phenylketonurie

Aminosäurenmischung P-AM1–P-AM4 vom Säuglings- bis Jugendalter, Analog PKU, Aponti PKU Diät, Milipa PKU 1–3.

11.26 Respiratorische Insuffizienz

11.26.1 Chronisch obstruktive Erkrankungen

Grundsätzliches

Patienten mit respiratorischer Insuffizienz – chronisch obstruktiver Bronchitis, Emphysem – haben einen erhöhten Ruheumsatz. Der Grund wird in der gesteigerten Atemarbeit gesehen, die von den Patienten erbracht werden muss.

Ernährungstherapie

Ernährungstherapeutische Maßnahmen zielen bei diesen Patienten darauf ab, das Gewicht zu erhalten oder zu erhöhen. Gleichzeitig soll der respiratorische Quotient niedrig gehalten werden.

Respiratorischer Quotient und Energiebedarf

Der respiratorische Quotient ist das Verhältnis von CO_2-Bildung: O_2-Verbrauch beim Abbau der Nährstoffe.

▶ Für Glucose und Stärke beträgt er 1,0.
▶ Für Fette beträgt er nur 0,7.

Je höher der respiratorische Quotient ist, desto höher ist die CO_2-Produktion. Das führt zu einer höheren Atembelastung des Patienten.

Rechenbeispiel

Wird davon ausgegangen, dass bei einem Patienten der Ruheumsatz um das 1,5fache erhöht ist, ergibt sich ein Atemminutenvolumen von 10,8 Litern, wenn der vermehrte Energiebedarf ausschließlich mit Kohlenhydraten gedeckt wird. Wenn dagegen 50% des Gesamtenergiebedarfs als Fett gegeben werden, reduziert sich das Atemminutenvolumen auf 4,8 Liter = 45%.

Empfehlung

Vorteilhaft ist eine Fettzufuhr bis zu 50% der Gesamtenergie, bei höheren Gaben besteht die Gefahr der Stickstoffretention und der reduzierten Fettclearance. Entsprechende bilanzierte Diäten vgl. Tabelle 10.8.

11.26.2 Asthma

Diätetische Maßnahmen

Asthmatiker brauchen keine besondere Diät, es sei denn, das Asthma ist auf eine Nahrungsmittelallergie zurückzuführen oder mit einer Nahrungsmittelallergie vergesellschaftet. In diesen Fällen muss dieses Nahrungsmittel aus der Ernährung ausgeschlossen werden.

Vitamin C

Durch Vitamin C fällt der Bluthistaminspiegel ab. Der Vitamin-C-Effekt konnte in Studien durch Indometacin blockiert werden, das spricht für ein Eingreifen von Vitamin C in den Arachidonsäuremetabolismus. Es fehlen allerdings bis jetzt Untersuchungen an größeren Kollektiven, so dass noch keine allgemeinen Empfehlungen gegeben werden können.

ω-3-Fettsäuren und Magnesium

Positive Wirkungen werden angenommen, auch hier fehlen Untersuchungen an größeren Kollektiven.

Coffein

Coffein hat einen bronchodilatorischen Effekt, allerdings schwächer als Theophyllin und therapeutisch nicht zu nutzen.

11.27 Rheumatische Erkrankungen

Grundsätzliches

Bei vielen Patienten kann der Verlauf rheumatischer Erkrankungen von der Ernährung beeinflusst werden. Im Wesentlichen wird mit verschiedenen Diäten eine Verminderung von Entzündungsmediatoren erreicht.

Diätetische Maßnahmen

Fasten und vegetarische Ernährung

Gute Erfahrungen sind mit totalem Fasten bei chronischer Polyarthritis gemacht worden. Die positiven Effekte konnten dabei sowohl laborchemisch als auch klinisch belegt werden. Zu ähnlichen Ergebnissen kommt man bei vegetarischer Ernährung. Es ist anzunehmen, dass eine fehlende Arachidonsäurezufuhr mit der Nahrung zu einer Änderung im Eicosanoidstoffwechsel führt, d.h. zu einer verminderten Synthese von Entzündungsmediatoren (vgl. Abb. 2.1), und dass darauf die positiven Effekte entsprechender Diäten zurückzuführen sind. Besonders reich an Arachidonsäure sind:

- ▶ Eigelb mit 300 mg/100 g,
- ▶ Schweineschmalz mit 1700 mg/100 g,
- ▶ Thunfisch mit 280 mg/100 g,
- ▶ Kalbfleisch mit 350 mg/100 g.

Arachidonsäure findet sich ausschließlich in tierischen Lebensmitteln. Mit der in Mitteleuropa üblichen Kost werden täglich etwa 200–400 mg Arachidonsäure aufgenommen, bei vegetarischer Kost nur etwa 50 mg.

Davon abgesehen machen viele Patienten die Erfahrung, dass sich bei ihnen bestimmte Lebensmittel oder Genussmittel negativ auf den Verlauf der Erkrankung auswirken. Sie sollten diese Nahrungsmittel dann aus ihrer Ernährung eliminieren.

Nahrungsergänzungsmittel

Fischöl: Tiefseefische sind reich an ω-3-Fettsäuren, insbesondere Eicosapentaensäure. Eicosapentaensäure hemmt kompetitiv die Umwandlung von Arachidonsäure in Eicosanoide und setzt damit deren entzündungsfördernde Eigenschaften herab. Dieser Effekt ist umso ausgeprägter, je weniger Arachidonsäure in der Nahrung enthalten ist.

Antioxidanzien: Unter dem Einfluss von freien Radikalen werden Lipidperoxide gebildet, die Phospholipase A_2 aktivieren, die wiederum Arachidonsäure aus der Lipidmembran der Zellen freisetzt. Durch Antioxidanzien in der Nahrung kann die Bildung von Entzündungsmediatoren gehemmt werden. Größte Bedeutung kommt den Vitaminen E und C zu.
Vitamin E muss in hoher Dosis zugeführt werden, empfohlen werden Megadosen von bis zu 1,2 g/Tag. Außerdem sollten Selen und Zink gegeben werden, da beide in antioxidativ wirkenden Systemen benötigt werden.

Gelatine: Gelatine gilt schon seit langer Zeit in der Volksmedizin als Heilmittel bei Gelenkerkrankungen. Gelatine ist im Prinzip ein minderwertiges Eiweiß mit einem hohen Anteil an Hyroxiprolin, Hydroxilysin und Arginin. Diese Substanzen sind Ausgangsstoffe für die Synthese von Kollagen im Knorpelgewebe, allerdings wird dazu noch L-Cystin benötigt, das entsprechenden Gelatinepräparaten meist zugesetzt wird.
Diese vier Aminosäuren scheinen – wenn sie ausreichend angeboten werden – dem Knorpelabbau bei der Arthrose entgegenzuwirken.

11.28 Tumorerkrankungen

Grundsätzliches

Tumorpatienten haben in vielen Fällen einen sehr hohen Energieumsatz, den sie mit normalen Lebensmitteln nicht decken können. Sie müssen deshalb oft auf Nahrungsergänzungs- oder Nahrungsersatzpräparate zurückgreifen.

Gewichtsverlust

Statistisch gesehen haben 50 % der Patienten bei Diagnosestellung schon einen Gewichtsverlust bei sich festgestellt. Es besteht kein Zusammenhang zwischen dem Ausmaß des Gewichtsverlustes und der Schwere und Dauer der Erkrankung. Allerdings ist die Kachexie unmittelbare Todesursache für etwa 10–20 % der Patienten.

Ursachen und Besonderheiten der Tumorkachexie

Als Tumorkachexie wird der Zustand körperlicher Schwäche, Anämie und Anorexie, verbunden mit progredientem Gewichtsverlust bezeichnet. Ursachen des Gewichtsverlustes sind verminderte Kalorienaufnahme und/oder veränderte Substratverwertung. Das Ausmaß des Gewichsverlustes steht nicht zwingend mit dem Grad der Anorexie (Appetitlosigkeit) in Zusammenhang.

Ernährungstherapie

Grundsätzlich wird Vollkost empfohlen, mit einem hohen Anteil an Frischkost. Die Indikation zur gezielten Ernährungstherapie ist dann gegeben, wenn der Patient seinen Bedarf durch normale Nahrungsaufnahme nicht mehr decken kann.

Bilanzierte Diäten für Tumorpatienten vgl. Tabelle 10.8.

Eiweiß

Der Eiweißstoffwechsel läuft beim Tumorpatienten beschleunigt ab, davon sind die einzelnen Aminosäuren in verschiedenem Ausmaß betroffen. Generell kann für Tumorpatienten eine erhöhte Eiweißgabe empfohlen werden.

Fett

Die Lipolyse ist gesteigert, dabei werden die anfallenden Fettsäuren fast ausschließlich im Wirtsorganismus verwertet, kaum im Tumor. Man empfiehlt Tumorpatienten deshalb eine Ernährung, die reich an Fett, essenziellen Fettsäuren und ω-3-Fettsäuren ist.

Kohlenhydrate

Glucose kommt bevorzugt dem Tumor zugute und begünstigt dessen Wachstum zu Lasten des Wirts. Bei der Kohlenhydratauswahl sollte deshalb

Glucose vermieden und mehr komplexe Kohlenhydrate und gleichzeitig viele Ballaststoffe gegeben werden.

Wasser

Der Flüssigkeitsbedarf kann weit über den des gesunden Menschen hinausgehen. Er beträgt 20–40 mL/kgKG in 24 Stunden und steigt bei Erhöhung der Körpertemperatur um 10–12% pro 1 °C an.

Besonderheiten bei Tumoren des Magen-Darm-Trakts

Bei Magenoperationen mit ganzer oder teilweiser Entfernung des Magens entsteht ein Dumpingsyndrom (vgl. Kap. 11.6). Eine Besserung ergibt sich durch Gabe vieler, kleiner, kohlenhydratarmer Mahlzeiten. Mono- und Disaccharide werden weitgehend aus der Nahrung eliminiert, als Ersatz dient Maltodextrin. Bei Pankreasprozessen ist bei exokriner Funktionseinbuße die Gabe von MCT angezeigt. Bei endokriner Störung entsteht ein insulinpflichtiger Diabetes. Die Bestrahlung des Dünndarms führt zu Strahlenenteritis mit Übelkeit, Erbrechen, Diarrhoe und Malabsorption. Hier sind mittelkettige Triglyceride und ansonsten wenig Fett zu geben, um Gallensäurenmalabsorption zu vermeiden. Optimal ist kurzfristig die Gabe bilanzierter chemisch definierter Diäten, vgl. Tabelle 10.7 u. 10.8.

Selbstgefertigte Flüssignahrung

Für Patienten mit Kau- und Schluckstörungen kann eine Flüssignahrung selbst hergestellt werden. Die Vollkost wird dazu homogenisiert und mit Bouillon, Milch oder Wasser verdünnt. Sie kann als flüssige Komplettnahrung eingesetzt werden, aber auch nach entsprechender Homogenisierung als Sondennahrung. Bei richtiger Zubereitung wird eine Nahrung mit niedriger Osmolarität und physiologischen Mengen an Ballaststoffen und Elektrolyten erhalten. Selbstgefertigte Trinknahrungen aus flüssigen Nahrungsmitteln werden nicht so gut beurteilt. Hauptbestandteile sind Milch und Milchprodukte, dazu kommen Eier, Zucker, Stärkeabbauprodukte und Pflanzenöle, Gemüse- und Fruchtsäfte. Die Nachteile sind hohe Osmolarität, hoher Lactosegehalt, viel Calcium und Cholesterol.

11

Fertig- und Ergänzungsnahrungen

Als Fertig- und Ergänzungsnahrungen gibt es nährstoffdefinierte Diäten NDD und chemisch definierte Diäten CDD.

NDD als Standardpräparate: Sie haben physiologische Osmolarität, ausreichend freie Flüssigkeit und sind gluten-, purin- und cholesterolfrei und lactosearm. Modifiziert gibt es sie mit höherer Energiedichte (1,5 kcal/mL), mit MCT und für verschiedene Stoffwechselerkrankungen.

CDD in besonderen Situationen: Bei CDD ist Sondenzufuhr obligat. Sie schmecken nicht gut und sind relativ teuer, so dass sich ihr Einsatz weitgehend auf wenige Indikationen beschränkt, z. B.

► Strahlenenteritis,
► Eingriffe am Gastrointestinaltrakt,
► Vorbereitung für Darmoperationen,
► frühe postoperative Ernährung.

11.29 Zöliakie

Grundsätzliches

Aus dem Eiweiß verschiedener Getreidearten entstehen bei der Verdauung Spaltprodukte, die bei disponierten Personen eine Schädigung der Dünndarmmukosa bewirken. Diese Stoffe sind:

► Gluten bzw. Gliadin aus Weizen- und Roggen,
► Hordein aus Gerste,
► Avenin aus Hafer.

Auch Dinkel wird nicht vertragen, wenn eine Erkrankung an Zöliakie vorliegt.

Die Krankheit hat noch andere Namen:

► gluteninduzierte Enteropathie,
► einheimische Sprue,
► idiopathische Steatorrhoe.

Sehr wahrscheinlich handelt es sich bei der Zöliakie um eine Antigen-Antikörperreaktion bei entsprechend disponierten Personen. Die gebildeten

Antikörper richten sich gegen Polypeptide, die bei der Verdauung von Getreideeiweiß anfallen. Bei den betroffenen Personen kommt es schon im frühen Säuglingsalter zu einer Sensibilisierung gegen Gluten. Es wird deswegen empfohlen, Säuglinge solange wie möglich glutenfrei zu ernähren. Damit kann das Auftreten der Zöliakie nicht verhindert, aber hinausgeschoben werden.

Symptome

Erstes Symptom ist heftiger, anhaltender Durchfall. Dabei kommt es zu Gewichtsabnahme und Malabsorptionssyndrom. Der Nährstoffmangel zeigt sich als hochgradige Anämie, tetanische Beschwerden, spröde Haut und Rhagaden der Mundwinkel. Im Dünndarm kommt es zu einer ausgeprägten Zottenatrophie. Später folgen Kachexie und eine stark verminderte Infektabwehr, daran sterben die Patienten, wenn die Krankheit nicht rechtzeitig erkannt und behandelt wird.

Diätetische Maßnahmen

Die krankmachenden Proteine müssen konsequent aus der Nahrung eliminiert werden. Erlaubte Getreide sind:

- Mais,
- Hirse,
- Buchweizen,
- Reis.

Reine Stärkeprodukte (ohne Klebereiweiß) aus den verbotenen Getreidearten dürfen von den meisten Patienten gegessen werden.

Normales Brot oder andere Backwaren sind verboten, das Klebereiweiß wird für Zöliakiepatienten durch Eiereiweiß oder Johannisbrotkernmehl ersetzt. Bei konsequenter Einhaltung der Diät verschwinden alle Symptome nach kurzer Zeit. Die Glutentoleranz ist von Patient zu Patient verschieden, geringe Mengen von Gluten in der Nahrung werden von vielen vertragen.

11

Zu beachten

Es gibt andere – seltene – Formen der Glutenenteropathie, bei denen die Symptomatik etwas anders verläuft. In diesen Fällen sprechen die Patienten auf eine glutenfreie Kost nur an, wenn auch andere Proteine aus der Nahrung eliminiert werden, z. B. Proteine aus Ei, Geflügel oder/und Milch.

Literatur

Biesalski, H. K., et al. (1999): Ernährungsmedizin. Georg Thieme Verlag, Stuttgart.
Dahlqvist, A. (1983): Digestion of lactose. In: Delmont, J.: Milk intolerances and rejection. Karger, Basel.
Elmadfa, I., Leitzmann, C. (1999): Ernährung des Menschen, 3. Aufl. Verlag Eugen Ulmer, Stuttgart.
Kasper, H. (1996): Ernährungsmedizin und Diätetik, 8. Aufl. Urban u. Schwarzenberg, München.
Keller, U. et al. (1992): Klinische Ernährung. VCH Verlagsgesellschaft, München.
DGE (1996, 2000): Ernährungsbericht. Eigenverlag.

Nahrungsbestandteile werden oft isoliert und in einer höheren Konzentration als im Lebensmittel als so genannte Nahrungsergänzungsmittel in Verkehr gebracht. Dabei ist die Abgrenzung zum Arzneimittel nicht immer einwandfrei möglich.

Nahrungsergänzungsmittel werden als Lebensmittel eingestuft und benötigen im Gegensatz zu den Arzneimitteln vor dem Inverkehrbringen keine Zulassung. Die Beurteilung muss durch die Apotheke vorgenommen werden.

Kriterien für die Abgrenzung Arzneimittel – Nahrungsergänzungsmittel:

- Die Aufmachung weckt die Assoziation es handele sich um ein Arzneimittel, z. B. durch den Produktnamen, Kapseln im Blister, Packungsbeilage mit Dosierungsempfehlungen, Kennzeichnung nach § 10 AMG.
- Der Vertrieb erfolgt ausschließlich über Apotheken.
- Das Mittel dient nicht der Ernährung oder dem Genuss, sondern der Heilung, Linderung oder Vorbeugung von Erkrankungen.
- Dosierung: Es existiert keine gesetzliche Festlegung, aber die Praxis der Rechtssprechung hat Grenzen festgelegt, allerdings nur in Deutschland. Die dreifache Mengen der Empfehlungen der DGE für Vitamine, außer A und D, hier gilt die einfache Menge (s. Tab. 5.1, 5.2). Bei Mineralstoffen soll die einfache empfohlene Tagesmenge nicht überschritten werden (s. Tab. 4.1).
- Werbeaussagen erwecken beim Verbraucher den Eindruck, dass es sich um ein Arzneimittel handelt.

Diese Kriterien werden in der Rechtsprechung abgewogen und entweder einem Lebensmittel oder Arzneimittel zugeordnet.

12

Substanzen, postulierte Wirkungen und Einnahmeempfehlungen

Algen
Mineralstoffgehalt: Hoch, besonders der Jodgehalt. Er schwankt zwischen 5 und 4600 µg pro g Trockensubstanz. Vorsicht bei Schilddrüsenerkrankungen.

B_{12}-Gehalt: Algen enthalten kein wirksames Vitamin B_{12}, sondern Cobalaminanaloge, die keine Vitaminwirkung haben.

Beta Carotin
Antioxidative Wirkung: Inaktivierung reaktiver Sauerstoffverbindungen, 5–15 mg/Tag.

Immunstimulierende Wirkung: Steigerung der B- und T-Zellantwort, täglich 60 mg und mehr über Wochen.

Lichtschutz: Prävention bei Lichtdermatosen, Langfristig 60–300 mg/Tag.

Schutz vor Sonnenbrand: 30 mg, 6–10 Wochen vor der UV-Exposition.

Biotin
Haut, Haare, Nägel: Eine Studie liegt lediglich über eine Verdickung und verbesserte Struktur der Nägel vor, 2,5–5 mg Biotin über 6 Monate.

Calcium
Osteoporoseprophylaxe: Empfohlen werden für Erwachsene täglich 800–1000 mg, bei Risikopatienten 1200 mg, dazu bei älteren Menschen 600–800 I. E. Vitamin D (15–20 µg).

Blutdrucksenkung: Erhöhter Blutdruck konnte in einer Studie durch täglich 1000–1500 mg Calcium gesenkt werden, Hochdruck in der Schwangerschaft durch 1200–2000 mg. Bei essenzieller Hypertonie ist die Studienlage widersprüchlich.

Schutz vor Colonkarzinom: Fett- und Gallensäuren im Colon wirken kanzerogen. Durch Calcium (Frauen 1500 mg, Männer 1800 mg) werden sie ausgefällt. Ob calciumreiche Ernährung allein präventiv wirkt, ist noch nicht geklärt.

Carnitin

Fatburner: Gaben von Carnitin sollen die Fettsäurenoxidation steigern. Die Aussagen sind wissenschaftlich nicht belegt. Empfehlung: 3 × tgl. 1 g, plus Diät, plus Ausdauersport.

Wirkung bei Herzerkrankungen: Carnitin mindert Folgen des Sauerstoffmangels bei verschiedenen Herzerkrankungen, gegeben werden langfristig täglich 500–4000 mg ergänzend zur eigentlichen Therapie.

Chrom

Verbesserung der Insulinwirkung: Der Glucosetoleranzfaktor GTF verbessert die Insulinwirkung. Empfehlung: täglich 200–500 µg Chrom. Eine generelle Chromsubstitution für Diabetiker wird nicht empfohlen.

Gewichtsreduktion: Chromgabe (200 µg Chrompicolonat über 10 Wochen) soll zusammen mit hypokalorischer Diät Fettgewebe abbauen und fettfreie Körpermasse vermehren. Verschiedene Studien kommen zu widersprüchlichen Ergebnissen.

Coenzym Q 10 (Ubichinone)

Antioxidative Wirkung: Ubichinone machen Sauerstoffradikale unschädlich und schützen somit auch LDL vor Oxidation (10–30 mg/Tag)

Verzögerung des Alterns: Der Gehalt an Coenzym Q 10 der Organe und Gewebe nimmt ab dem 30. Lebensjahr ab. Q 10-Gabe (15–30 mg/Tag) soll den Alterungsprozess verlangsamen. Es gibt dafür keine wissenschaftlichen Beweise, sondern lediglich Berichte in Form von Fallbeispielen.

Einsatz bei Herzerkrankungen: Eine Besserung von verschiedenen Herzerkrankungen (Ischämische Erkrankungen, Insuffizienz, Cardiomyopathie, Herzmuskelschwäche) unter Gabe von 100–300 mg Coenzym Q 10 über mehrere Wochen bei gleichzeitiger konventioneller Therapie ist dokumentiert.

Folsäure

Prävention der Atherosklerose: Folsäure fördert den Abbau von Homocystein (täglich 400–1000 µg). Folsäure wirkt dabei stärker als die Vitamine B_6 und B_{12}, die ebenfalls den Homocysteinabbau fördern.

Folsäure in der Schwangerschaft: Gehirnschäden des Feten und Spalt-bildung an der Wirbelsäure werden durch Folatunterversorgung gefördert, so dass schon vor der Schwangerschaft auf ausreichende Versorgung mit Folsäure zu achten ist (täglich 400–800 μg).

Gelatine

Wirkung auf Haare und Nägel: Verbesserung von Stabilität und Wachstum wurden beobachtet bei Gabe von 800 mg Cystein plus 2 g Gela-tine täglich.

Glutamin

Bedeutung in der Sportlerernährung: Der intrazelluläre Glutaminpool verringert sich bei sportlicher Belastung, durch Gabe von 20 g Alanyl-Gluta-min pro Tag (in 5 Portionen in Apfelschorle) wird er schnell wieder aufge-füllt.

Bedeutung in der klinischen Ernährung: Positive Effekte auf das Immunsystem nach schweren Operationen und Traumen. Glutamin ist ein Energielieferant für die Dünndarmmucosa. Verwendete Dosen: > 20 g/Tag, enteral und parenteral.

Kreatin

Steigerung der körperlichen Leistungsfähigkeit: Bei sehr hoher oraler Gabe von 4–5 g/Tag wurde über eine Anreicherung im Muskel berichtet. Andere Studien fanden bei Verabreichung von 3 g/Tag keine ergogenen Effekte. Der leistungssteigernde Effekt kann noch nicht abschließend beur-teilt werden.

Guarana

Anregende Wirkung: Die anregende Wirkung ist auf den Coffeingehalt zurückzuführen, der wesentlich höher als im Kaffee ist. Kaffee 100 mg/ Tasse, Guaranagetränk im Schnitt 180 mg/Drink.

Inulin

Wirkung auf die Darmflora: Inulin gilt als Prebioticum. Es fördert die Vermehrung der Bifidobakterien im Darm und führt zu einer Absenkung des pH im Dickdarm. Dadurch werden Mineralstoffe besser absorbiert. Empfohlen werden 4–12 g/Tag.

Lycopin
Antioxidans: Lycopin gehört zu den Carotinoiden und hat von allen die stärkste antioxidative Wirkung.

Wahrscheinlich schützt hoher Tomatenverzehr (7 Portionen pro Woche) vor koronarer Herzkrankheit, Tumoren des Verdauungstraktes und Prostatakrebs (mediterrane Ernährung).

Magnesium
Krampflösende Wirkung: Muskelkrämpfe in Füßen und Beinen werden durch Magnesium gut beseitigt, 300 mg/Tag, sinnvoll mit Kalium.

Migräneprophylaxe: 4×150 mg täglich als Citrat, zur Prophylaxe, nicht zur Anfallsbehandlung.

Wirkungen bei Stressreaktionen: Physiologische Schäden durch emotionalen und physischen Stress können durch Magnesiumgabe (300 mg/Tag) gemildert oder verhindert werden.

Blutdrucksenkung: Blutdrucksteigerung bei Magnesiummangel wird durch Magnesiumgaben (300–600 mg/Tag) behoben. Es sollte darauf geachtet werden, dass Magnesiummangel oft mit Kaliummangel vergesellschaftet ist.

ω-3–Fettsäuren, z. B. Fischöl
Antiatherogene Wirkung: Durch Senkung der Triglyceridsynthese in der Leber, Hemmung der Cholesterolsynthese, und Hemmung der Thrombozytenaggregation, 2–3 g/Tag.

Günstige Wirkung bei rheumatischen Erkrankungen: Die Umwandlung von Arachidonsäure in entzündungsfördernde Eicosanoide wird gehemmt, 4 g/Tag (2–6 g) über 14 Tage.

Günstige Wirkung bei Psoriasis: Über Hemmung der Eicosanoidbildung (z. B. Leukotrien B_4) aus Arachidonsäure. Studien mit 9 g Fischöl pro Tag, Besserung nach 9 Wochen.

12

Günstige Wirkung bei chronisch entzündlichen Darmerkrankungen: 5 g/ Tag.

ω-6-Fettsäuren, z. B. Nachtkerzenöl

Günstige Wirkung bei Neurodermitis: Niedrige Gamma-Linolensäure-spiegel (dadurch Mangel an Prostaglandin E) bei Neuridermitikern beruhen auf einem Mangel an Delta-6-Desaturase. Gabe von Gamma-Linolensäure kann in diesen Fällen die Neurodermitis bessern. 400–900 mg, Besserung nach 12 Wochen, Studienlage nicht einheitlich.

Wirkung beim prämenstruellen Syndrom: Ein möglicher Mechanismus bei der Ausbildung eines prämenstruellen Syndroms soll Mangel an Gamma-Linolensäure sein.

Phytosterine

Cholesterolsenkende Wirkung: 1 g Phytosterin pro Tag hemmt bei einer Zufuhr von 500 mg Cholesterol dessen Absorption um 42 %. Bei cholesterolarmer Nahrung verringert sich der Effekt.

Polyphenole

Wirkungen: Polyphenole sind die Antioxidanzien, die am häufigsten in unserer pflanzlichen Nahrung vorkommen. Zu den Polyphenolen zählen Phenolsäuren, Hydroxyzimtsäuren (Kaffeesäure), Flavonoide, Anthocyane und die Phytoöstrogene, Isoflavonoide und Lignane.
Dosierungsempfehlungen können derzeit nicht gegeben werden, es ist auch unklar, ob Konzentrate oder isolierte Stoffe die Wirkungen haben.

Antiatherogene, antikanzerogene und antiöstrogene Wirkung: Polyphenole schützen vor verschiedenen Herz-Kreislauf-Erkrankungen indem sie z. B. die Oxidation von LDL verhindern, sie wirken antikanzerogen auch wegen ihres antioxidativen Potentials und die Phytoestrogene schützen vor östrogen-assoziierten Krebsarten, indem sie antagonistisch zu den körpereigenen Östrogenen wirken.

Silicium

Knochenbildung: Im Tierversuch hat Silicium Bedeutung für Entwicklung und Wachstum des Skeletts. Für den Menschen werden ähnliche Verhältnisse angenommen.

Stabilisierung des Bindegewebes: In Bindegewebe und Knorpel sorgt Silicium für die Quervernetzung der Protein-Mucopolysaccharide. Das Gewebe gewinnt dadurch an Stabilität.

Selen

Krebsschutz: Bei verschiedenen Krebserkrankungen wie Brust-, Dickdarm-, Eierstock-,Lungen- und Prostatakrebs deuten epidemiologische Studien auf eine Schutzwirkung von Selen hin. Dabei wirkt Selen nicht nur als Bestandteil der Superoxiddismutase, sondern scheint auch den Abbau von Cokarzinogenen zu beschleunigen.100–200 µg/Tag in der Prophylaxe, 200–1000 µg in der Therapie.

Taurin

Bestandteil von Energie-Drinks: Taurin soll eine Neurotransmittersynthese induzieren, Beweise liegen aber nicht vor. Dosen von mehreren Gramm wirken eher dämpfend.

Vitamin B_6

Prämenstruelles Syndrom: Die Einnahme von östrogenhaltigen oralen Kontrazeptiva korreliert oft mit niedrigen Pyridoxinwerten. Hier kann Pyridoxin (40–500 mg/Tag) die Symptome des PMS mildern.

Prävention der Atherosklerose: Pyridoxin fördert den Abbau von Homocystein (200–1200 mg/Tag bei Homocysteinurie).

Vitamin C

Schutz vor Erkältungskrankheiten: Nach Gabe von 1–3 g/Tag Vitamin C werden verschiedene Faktoren des Immunsystems aktiviert (Komplementsystem, IgA und IgM), das erklärt die günstige Wirkung bei Erkältungskrankheiten. Die Studienlage ist aber insgesamt nicht eindeutig.

Antiatherogenes Potenzial: Vitamin C ist am Abbau von Cholesterol zu Gallensäuren beteiligt, das wirkt cholesterolsenkend (600–3000 mg/Tag).

Glykosilierung: Bei Diabetikern reduziert Vitamin C (1 g/Tag) die Glykosilierung von Proteinen, das bedeutet weniger HbA1 und Fructosamin.

Krebsschutz: Als Antioxidans (500 mg–1 g/Tag) schützt Vit. C Phagozyten und Lymphozyten, das könnte eine tumorprotektive Wirkung erklären. Im

12

Magen erhöht ein Mangel an Vitamin C das Krebsrisiko, z. B. bei Infektionen mit Helicobacter pylori. Hier wirkt die Gabe von Vitamin C als Krebsschutz, ersetzt aber nicht die Eradikation des Helicobacter.

Außerdem verhindert Vitamin C die Bildung von stark kanzerogenen Nitrosaminen in Magen, Blase, Speiseröhre und Nasen-Rachenraum.

Vitamin E

Antioxidative Wirkung: Die Bildung von oxidiertem LDL wird reduziert.

Hemmung der Thrombozytenaggregation: Hemmung der Thrombozytenaggregation bei einer Dosis von 400 mg/Tag.

Prävention von Atherosklerose, koronarer Herzkrankheit und diabetischer Spätschäden: Hemmung der Bindegewebsproliferation über Regulierung der Proteinkinase C. Diese Wirkungen erlauben eine Empfehlung zur Prävention der Atherosklerose, koronarer Herzkrankheit und diabetischer Spätschäden (langfristig 400–800 mg/Tag). Die Studienlage ist insgesamt nicht einheitlich. Der Nutzen scheint eher in der Primär- als in der Sekundärprävention zu liegen.

Prävention von Tumorerkrankungen: Bei Menschen mit niedrigen Vitamin-E-Konzentrationen im Blut treten Krebserkrankungen, besonders Lungen- und Brustkrebs, seltener auf. Zur Prävention werden 20–30 mg/Tag empfohlen.

Rheumatische Erkrankungen: Auch hier wird die Wirkung als Antoxidans genutzt, da durch Phagozytose im Gelenk zellschädigende Sauerstoffverbindungen entstehen. Empfohlen werden bei rheumatoider Arthritis 400 mg/Tag, bei Arthrosen zur Schmerzreduktion 800–1200 mg/Tag. Wirkung frühestens nach 2 Wochen, nicht alle Patienten sprechen darauf an.

Zink

Erkältungskrankheiten: 25–50 mg/Tag führen zu einem Anstieg der T-Lymphozyten, dadurch können – bei frühzeitiger Gabe – Dauer und Intensität von Erkältungskrankheiten vermindert werden. Zink steigert die Interferonbildung. Lutschtabletten sind sinnvoll, weil Zink am besten im direkten Kontakt mit den Viren wirkt.

Akne: In der adjuvanten Aknetherapie, vor allem entzündlicher Formen, werden Erfolge mit täglich 40–60 mg Zink über 3 Monate erzielt.

Wundheilung: Zink fördert die Wundheilung (15–20 mg/Tag) bei akuten und chronischen Wunden und nach Operationen.

Literatur

Hahn, A. (2001): Nahrungsergänzungsmittel. Wiss. Verlagsges., Stuttgart.
Gröber, U. (2003): Orthomolekulare Medizin: ein Leitfaden für Apotheker und Ärzte. Wiss. Verlagsges., Stuttgart.

Sachverzeichnis